Docteur Edmond DELMAS

LA

Neurasthénie,

Syndrome

Cérébelleux

A LA MÉMOIRE REGRETTÉE DE MON PÈRE

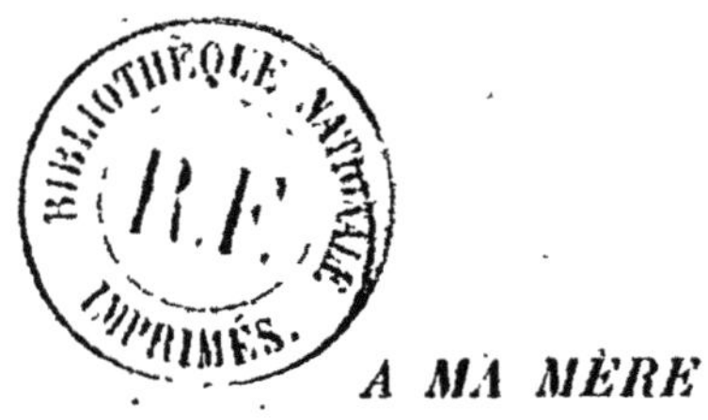

A MA MÈRE

A MA SŒUR

MEIS ET AMICIS

A MON PRÉSIDENT DE THÈSE

M. LE PROFESSEUR TEISSIER

Membre correspondant de l'Académie de médecine
Professeur de pathologie interne à la Faculté
Ancien médecin des hôpitaux
Chevalier de la Légion d'honneur

Nous craignons d'avoir trop présumé de nos forces en entreprenant de présenter dans ce travail une conception toute nouvelle et entièrement originale. C'est à M. le professeur Teissier qu'en revient tout l'honneur.

Nous le prions d'accepter, avec son indulgence habituelle, l'hommage de ce modeste essai. Qu'il daigne agréer ici nos remerciements, pour les conseils éclairés qu'il nous a prodigués et pour l'insigne honneur qu'il nous fait en acceptant la présidence de notre thèse.

Ce n'est pas là son seul droit à notre gratitude. Aux heures pénibles, nous avons trouvé dans sa bienveillance et dans sa douceur un appui précieux.

Le jeune écolier que nous étions naguère n'a jamais pu dire au maître éminent sa reconnaissance émue. Et il nous semble aujourd'hui, que l'expression de nos sentiments sur cette page a comme un air de banalité. C'est que notre hommage est public; et l'homme auquel il s'adresse laisse dans le cœur de tous ceux qui l'ont approché un souvenir, trop profond et tout intime, d'humanité douce, de bonté simple et vraie.

INTRODUCTION. — DÉFINITIONS

« Les symptômes ont longtemps suffi et suffisent
encore à individualiser une maladie ou une affection.
On conçoit la patience et la sagacité qu'ont dû
déployer les cliniciens pour arriver à discerner, au
milieu des nombreux symptômes que présentent les
malades, ceux qui se groupent de façon à constituer
des entités morbides. » (Roger.) Mais elles constituent
une infime minorité, aujourd'hui, ces entités morbides, qui, dans l'évolution de la science médicale, sont
encore restées à ce stade séméiologique. Sur la plu-
part des individualités nosographiques, la bactériolo-
tie et l'anatomie pathologique sont venues jeter leur
jour éclatant. Au nombre des déshéritées, reste encore
une classe de maladies dont le champ d'étude est
largement ouvert : on a donné à ces maladies le nom
de névroses. La neurasthénie est de celles-là. Et par
ordre d'avènement dans le cadre nosographique, c'est
la dernière venue. Aussi, non seulement son substra-
tum anatomique ou physiologique est inconnu, mais
sa symptomatologie prête encore à la discussion et
peut-être, pour certains esprits, à l'incertitude. En

effet, la neurasthénie étend ses racines jusqu'à l'hystérie, à laquelle elle peut s'associer parfois ; elle confine de près à l'hypocondrie par un terrain fort uni, sans fossé, ni barrière. Qu'on l'appelle neurasthénie en France ou *nervous exhaustion* en Amérique et en Angleterre, son appellation, son étiquette ne sont ni claires ni distinctes.

Il a fallu la définir. Et l'on peut chercher toutes les définitions qu'en ont données les auteurs les plus autorisés, on y trouvera des termes vagues, des expressions imprécises que doit rejeter toute science, mais que peut accepter la médecine. Voici la définition de Béard qui, avec son génie clinique, fit de ce syndrome une entité morbide. « La neurasthénie est une maladie nerveuse fonctionnelle chronique, qui repose sur un affaiblissement de la force nerveuse, provenant d'une irritation réflexe, laquelle naît des différentes parties du corps, de troubles circulatoires. »

Levillain, qui réflétait les idées de Charcot, donne la définition suivante : « La neurasthénie doit être fondamentalement considérée comme une névrose générale, c'est-à-dire comme une maladie *générale* du système nerveux, sans lésion *anatomique connue*, reconnaissant toujours pour cause l'action ordinairement primitive et constamment directe de certains agents sur les organes et les fonctions nerveuses. Elle a sa raison d'être dans un épuisement nerveux et de leurs propriétés, et se traduit par un ensemble de symptômes dont les principaux, appelés stigmates neurasthéniques, existent toujours en plus ou moins grand nombre et sont plus ou moins associés à d'autres symptômes secondaires (c'est-à-dire moins importants) dont le nombre est également limité et la nature définie ».

Bouveret, dans son remarquable ouvrage sur la neurasthénie, la définit ainsi :

« Une affection sans *lésion organique*, une névrose pouvant atteindre toutes les parties, non seulement du système cérébro-spinal, mais aussi du système de la vie organique. On la définit généralement un affaiblissement durable de la force nerveuse. De là, ces expressions de *faiblesse nerveuse*, d'épuisement nerveux souvent employées comme synonymes de neurasthénie. » La définition de Mathieu n'est pas plus explicite que les précédentes : « C'est, dit-il, un état de faiblesse, — de faiblesse irritable, pourrait-on ajouter, — du système nerveux, indépendant d'une lésion, d'un trouble de la nutrition, d'une auto-intoxication, dont on puisse dès maintenant indiquer la nature. »

Où peut-on lire plus clairement que dans ces définitions l'aveu de l'impossibilité d'en donner une satisfaisante ? C'est que la neurasthénie *n'offre pas de lésions connues*. On se trouve seulement en face de symptômes. A tel point que Gilles de la Tourette renonce au terme de neurasthénie et n'emploie plus que l'expression moins compromettante « d'états neurasthéniques ». On pourrait presque dire qu'on n'est guère plus avancé que du temps d'Hippocrate, qui, lui aussi, connaissait ces symptômes et les avait groupés de façon à constituer le tableau clinique de la névrose : « *l'insomnie*, dit-il, *l'anxiété nerveuse*, les *troubles* de la *vue*, les *tintements d'oreille*, une angoisse de la respiration. Ceux qui sont atteints de cette maladie ne peuvent demeurer sans manger, n'importe quelle nourriture ils prennent ; lorsqu'ils ont pris de la nourriture, ils sont tourmentés de *rapports et de rôts*. Ils ont *mal à la tête*, ils sentent des piqûres par tout le corps, tantôt sur une partie, tantôt sur une autre ; ils ont les jambes *pesantes et faibles*, ils se consument enfin et s'affaiblissent peu à peu. »

Voilà ce que l'on connaît encore de plus clair dans la neurasthénie. Quant à la pathogénie, elle reste lettre morte. On a accusé le système nerveux et Glénard s'exprime à ce sujet en termes quelque peu sceptiques : « La neurasthénie est le symptôme morbide dans lequel tous les systèmes, tous les appareils, tous les organes sont en souffrance simultanément ou successivement, sans que pourtant on puisse reconnaître aucune maladie connue, déceler, ni par le diagnostic ni par l'épreuve thérapeutique, aucune localisation de système, d'appareil ou d'organe. On est alors convenu d'incriminer le système nerveux, en d'autres termes de dire qu'il n'y a pas de localisation. »

C'est que la « localisation » est la clef de voûte de chaque entité morbide. C'est l'élément qui vient parfaire chaque individualité pathologique, c'est l'ulcération intestinale de la fièvre typhoïde, c'est la sclérose des cordons postérieurs dans le tabes ! Peut-on localiser une lésion dans la neurasthénie ? M. le professeur Teissier appela un jour notre attention sur une malade de son service à l'Hôtel-Dieu. Cette malade présentait un syndrôme cérébelleux presque complet, mais dont tous les éléments ne s'affirmaient pas d'une façon tout à fait caractéristique. Le diagnostic pouvait même hésiter entre un état de grande neurasthénie et une lésion cérébelleuse. En tous cas cette femme avait du vertige, de la titubation, du tintement d'oreilles, de la céphalée, de l'asthénie musculaire et psychique, un abattement général. Ce tableau symptomatique renferme les éléments du syndrôme neurasthénique aussi bien que les signes d'un trouble cérébelleux. Une analogie si frappante confirma une hypothèse née depuis longtemps dans l'esprit de M. le professeur Teissier. Ne pouvait-on pas trouver sous le couvert de cette analogie une relation de cause à effet? La neurasthénie n'aurait-elle pas sa raison d'être dans un trouble cérébelleux, de quelque nature qu'il fût? La vérification nécropsique démontra chez la malade mentionnée plus haut l'existence d'une lésion cérébelleuse. A quelque temps de là, nous lûmes en parcourant les leçons de M. Brissaud la relation d'un cas semblable : l'existence d'une tumeur cérébelleuse chez une malade, pour laquelle avait été porté pendant longtemps le diagnostic de neurasthénie. L'hypothèse devenait fort séduisante. M. le professeur Teissier a bien voulu nous confier l'honneur de la présenter et de la défendre en nous aidant de ses lumières. Nous ne nous dissimulons pas que nos seules forces eussent été insuffisantes.

Mais après avoir étudié le sujet de très près, l'hypothèse s'est affirmée dans notre esprit et de nom-

breux faits sont venus la corroborer. Nous la discute-
rons avec une entière sincérité. Peut-être nous
dira-t-on qu'il faut se méfier de l'analogie comme
méthode de raisonnement scientifique, et que c'est là
un procédé de science en bas âge. Nous répondrons
que la médecine n'est, elle-même, qu'une science en
bas âge et que son enfance apparaît surtout lorsqu'elle s'efforce de jeter le jour sur les plus récentes
conquêtes de ses observateurs.

C'est donc sur l'analogie que nous nous appuierons
pour étayer une pathogénie de la neurasthénie syndrome cérébelleux. Or il nous semble qu'il est difficile de n'être pas frappé de la ressemblance que
présentent les deux syndromes. Nous avons un
exemple de cette similitude dans l'observation d'une
malade cité plus haut, observation qui sera mentionnée dans la suite.

Nous en avons trouvé beaucoup d'autres que nous
rapporterons dans le courant de ce travail. Pour
l'instant, qu'il nous suffise de mettre côte à côte les
éléments du syndrome cérébelleux et de la névrose.
L'une et l'autre manifestation morbide renferment
les mêmes composants symptomatiques. Voici le
tableau de ces signes primordiaux :

Douleur rétro-occipitale (casque) ;

Asthénie musculaire ;

Exagération des réflexes patellaires ;

Vertige de translation ;

Asthénie psychique ;

Souvent troubles oculaires ;

Phénomènes de dénutrition.

Devant la liste de ces symptômes, on peut mettre une accolade et en regard de celle-ci écrire : syndrome neurasthénique ou syndrome cérébelleux, indifféremment. Il n'y aurait de différence entre les deux manifestations morbides que ce fait : existence d'une altération organique dans les lésions cérébelleuses, trouble purement fonctionnel dans le second cas.

Dans ce bref parallèle entre les deux individualités pathologiques, nous n'avons fait rentrer que les éléments primordiaux Nous verrons, dans le cours de ce travail, que l'analogie peut être poussée beaucoup plus loin et se manifester jusque dans les symptômes les plus secondaires de l'une et l'autre affection. Les faits expérimentaux nous apporteront leur contingent de preuves. L'observation clinique viendra corroborer l'expérimentation. Les deux syndromes viendront se placer côte à côte et même se confondre, car on pourra, à chaque élément de l'un, superposer un élément correspondant de l'autre. Nous ne nous bornerons pas à ce parallèle. Car nous savons qu'une entité morbide n'est pas faite que d'expressions symptomatiques. Il faudra interpréter tous les faits que l'expérimentation et la clinique auront rapprochés. Nous nous demanderons alors si la nature de ces faits correspond à leur apparence. En un mot, après avoir fait œuvre pathogénique, nous aurons le droit de conclure d'une analogie à une identité.

I

Données expérimentales.

———

Depuis Flourens, la physiologie du cervelet a été le champ d'études où se sont concentrés tous les efforts des physiologistes Et malgré le nombre considérable de recherches entreprises sur ce sujet, la question n'a pas encore reçu de solution définitive. On peut relever, parmi les résultats acquis, les conclusions les plus diverses. Nous ne voulons pas citer ici tous les auteurs qui se sont attachés à la recherche de ce problème. Nous n'avons, dans ce travail, qu'à tenir compte des travaux les plus récents, des tout dernières acquisitions qui sont venues jeter quelque lumière sur une question déjà fort complexe et, il faut le dire, pas encore résolue. Notre but aussi est de nous rendre compte si toutes les données que nous apporte la physiologie pathologique du cervelet viennent éclairer la pathogénie de la névrose.

Ce qui ressort des observations les plus récentes, soit d'ordre anatomique, soit d'ordre physiologique, c'est que le cervelet possède, en outre de ses fonctions d'organe de relai dans là sphère sensitive ou sensorielle, des propriétés inhérentes à la motricité. Et, parmi ces propriétés, il en est une qui fait de cet organe un centre de renforcement de l'énergie potentielle neuro-musculaire, en un mot un centre sthénique.

Et d'abord, l'anatomie était déjà venue faire soupçonner cette fonction d'ordre moteur dévolue au cervelet. On sait en effet depuis MARCHI qu'il y a dans la moelle des fibres à dégénération descendante, provenant du cervelet. Ces fibres, en effet, ont certainement leurs cellules d'origine dans le cervelet, bien qu'on n'ait pu encore localiser ces cellules dans une région bien délimitée de l'organe. En tout cas, Marchi a suivi cette dégénération dans le pédoncule cérébelleux inférieur et dans les cordons médullaires antéro-latéraux. Dans ceux-ci, il existait des fibres dégénérées en assez grand nombre et leur trajet est nettement connu depuis ces derniers temps (Société de biologie 1897). Après avoir formé un amas notable au devant du faisceau pyramidal croisé, s'être répandues en outre dans les cordons antéro-latéral et antérieur de la moelle, ces fibres viennent se terminer dans les cornes antérieures, autour des cellules radiculaires. Bien que les résultats de Marchi aient été contestés en Angleterre par FERRIER et RUSSEL, ces observateurs ont bien été forcés de reconnaître, après l'ablation d'un hémisphère cérébelleux, l'existence de fibres dégénérées dans le bulbe et même dans la moelle cervicale. Seulement, pour Ferrier et Russel, l'influence incontestée et incontestable du cervelet sur la fonction motrice s'exercerait par l'intermédiaire du cerveau : les incitations auraient un point de départ cérébelleux, un point de relai cérébral, un point d'arrivée médullaire. C'est là, on le voit, l'inverse de l'opinion courante, qui place le lieu d'origine dans le cerveau, le lieu de réflexion dans le cervelet. En tout cas, retenons bien l'existence de ces fibres motrices émanant du cervelet et sachons surtout que ces fibres, pour se rendre dans la moelle, ne subissent aucun entrecroisement et vont se rendre à la moitié du corps homonyme à l'hémisphère cérébelleux où elles ont pris naissance. Ce fait nous expliquera les cas de syndrome cérébelleux dimidiés, que nous rapprocherons de l'hémineurasthénie.

Bien d'autres considérations anatomiques viennent étayer la physiologie du cervelet et parmi celles-ci, la connaissance des connexions de cet organe avec les voies optiques et acoustiques. Celles-ci trouveront leur place dans une autre partie de ce travail. Qu'il nous suffise, pour le moment, de savoir que les données anatomiques faisaient prévoir le rôle d'organe de renforcement dévolu au cervelet. En effet, le travail de *Luciani* est venu, le premier, montrer l'influence *sthénique*, *tonique* et *statique* du cervelet. Dans les destructions expérimentales partielles ou totales de l'organe, cet expérimentateur a fait un départ entre deux ordres de phénomènes consécutifs : les uns immédiats, dus à l'irritation, les autres, dûs à l'imperfection ou manque d'innervation cérébelleuse. Nous n'avons évidemment à nous occuper que des seconds. Il est à remarquer que chez les animaux en expérience, ces derniers phénomènes étaient surtout marqués aux membres postérieurs. Dans les cas de destruction d'un seul lobe du cervelet par exemple; la faiblesse est telle dans les muscles du côté opéré, que l'animal paraît être affecté d'hémiplégie. En s'appuyant contre un mur, il peut se mouvoir régulièrement mais il fléchit sous son propre poids. L'animal élargit sa base de sustentation en écartant les membres antérieurs Si on lui présente de la nourriture en la tenant suspendue à une certaine distance au-dessus de sa tête, il essaie de se dresser, mais il retombe à cause de la faiblesse des membres postérieurs. « Si on lui fait traîner un poids fixé à la queue ou aux membres, la chute est presque fatale, surtout si le poids est attaché aux membres du côté sain. »

L'auteur déduit de ses expériences que le manque d'innervation d'une moitié latérale du cervelet détermine une hémiasthénie neuromusculaire homonyme. Il existe en même temps une diminution du tonus normal des muscles : c'est l'**asthénie**.

Pendant la station sur les quatre pattes, l'animal fléchit sur les membres du côté opéré, les chutes seraient dues au relâchement des muscles. A cette deuxième catégorie de phénomènes Luciani donne le nom d'**atonie**.

Enfin il existe du tremblement, des oscillations qui dépendraient d'une sommation imparfaite des impulsions élémentaires dont dépend la contraction : c'est l'**astasie**.

De toutes ces expériences et des résultats anatomiques fournis par l'étude des dégénérescences secondaires, l'auteur conclut que le cervelet est un organe homogène, un organe dont chaque segment a la même fonction que l'ensemble, et le pouvoir de suppléer à l'absence des autres. Le cervelet exerce à l'état normal sur le reste du système nerveux une influence qui se traduit par une action neuro-musculaire sthénique, tonique et statique, c'est-à-dire une action complexe par laquelle le cervelet augmente l'énergie potentielle dont disposent les appareils neuro-musculaires (action sthénique); il accroît le degré de leur tension durant la pause fonctionnelle (action tonique); il accélère le rythme des impulsions élémentaires durant leur activité fonctionnelle et il assure la fusion normale et la continuité régulière des actes (action statique). (In th. Thomas, Paris, 1897.)

Les expériences de Risien, Russel, de Ferrier et Turner viennent confirmer celles de Luciani. Russel constate en outre, et il y insiste particulièrement, *l'exagération des réflexes tendineux du même côté que la lésion*, une diminution de la sensibilité coexistant avec la parésie motrice et des phénomènes oculaires. Les phénomènes moteurs consistent toujours en une asthénie, allant jusqu'à la parésie, laquelle est peu prononcée aux membres antérieurs et prédomine très nettement aux membres postérieurs. A la suite des lésions cérébelleuses, l'auteur a constaté, en même temps que des ophtalmies et des ulcérations de la cornée qu'il attribue à l'influence de l'éther pendant l'anesthésie, un amaigrissement très prononcé. Russel rapporte également un cas d'absence congénitale du lobe droit du cervelet chez le chat. Cet animal présentait pendant la vie une parésie très accentuée des deux membres du côté droit et surtout des membres postérieurs.

Cet auteur a aussi examiné les modifications de l'excitabilité de l'écorce cérébrale après la destruction unilatérale du cervelet. Voici ses conclusions sur ce sujet, que nous trouvons condensées dans la thèse de Thomas : dix à quinze minutes après l'opération, l'hémisphère du côté opposé à la lésion cérébelleuse était plus excitable. Les mêmes résultats ont été constatés trois mois après l'extirpation du cervelet. De même, si, à un animal dont le cervelet a été enlevé d'un côté seulement, on fait des injections intra-veineuses d'huile essentielle d'absinthe, les convulsions sont beaucoup plus intenses du côté où le cervelet a été enlevé.

Bianchi et d'autres auteurs ont obtenu des résultats contraires à ceux-ci. Quoi qu'il en soit, on peut voir d'après ces dernières expériences l'influence qu'exerce le cervelet sur la corticalité cérébrale ; le cervelet apparaît ici comme un appareil de renforcement du cerveau.

Les expériences de Ferrier et Turner amènent ces auteurs aux mêmes conclusions que Luciani et Russel.

Les recherches de Thomas sont venues aussi confirmer les résultats de ses prédécesseurs. Comme Russel, Thomas a trouvé chez l'animal décervelé une *exagération des réflexes patellaires* faisant place bientôt à une atonie musculaire, une parésie surtout

marquée aux membres postérieurs ; cette parésie
s'améliore peu à peu au bout de quelques semaines
après l'opération. Il serait fastidieux de rapporter
toutes les expériences dont nous n'avons à tenir
compte ici que des résultats. Tel chien, dans la mic-
tion, ne peut plus lever la patte ; la position de la
défécation entraîne de grandes oscillations du corps :
la chute en est la conséquence fatale. « Le coït n'est
pas possible : le sens génital existe encore et le contact de la femelle excite encore le mâle et il essaie
de satisfaire ses appétits, mais la paresse de ses
membres postérieurs, ajoutée à l'équilibre instable,
ne lui permet plus de prendre ou de garder l'attitude
nécessaire. La natation est encore possible à la con-
dition qu'elle ne dure pas trop longtemps, parce que
la fatigue arrive vite. »

De tous ces faits expérimentaux, retenons que les
lésions cérébelleuses entraînent chez les animaux en
expérience une asthénie surtout localisée aux membres postérieurs, une exagération des réflexes patellaires, et enfin que l'influx moteur se déverse dans
la moitié du corps, du même côté que l'hémisphère
cérébelleux dont il émane.

Ce qui ressort donc de ces nombreuses recherches
et l'affirmation à laquelle elles aboutissent toutes,
c'est que le cervelet est un organe sthénique, un
appareil de renforcement pour le cerveau : l'anatomie a montré sa constitution et ses connexions qui
en font un organe moteur ; elle a montré ses relations
avec l'hémisphère cérébral opposé ; la physiologie a
montré son rôle de dispensateur de l'énergie. En

somme, on peut citer, à l'appui de cette conception, l'assertion de Luys sans presque rien y changer: « Le cervelet est l'appareil générateur d'une force *sui generis*, incessamment produite par les éléments morphologiques de la substance corticale, et incessamment déversée à l'aide de ses fibres efférentes vers les régions exclusivement motrices de l'axe spinal. L'influx qu'il dispense physiologiquement de chaque côté du corps d'une manière égale le long des fibres spinales antérieures est un élément indispensable à la production des manifestations motrices.

« Il peut donc être considéré comme une source d'innervation constante et, provisoirement, comme l'appareil dispensateur de cette force nerveuse spéciale (sthénique), qui se dispense en quelque point que ce soit de l'économie, chaque fois qu'un effet moteur volontaire ou involontaire se produit. »

Voilà donc le syndrome cérébelleux nous révélant quelques-uns des éléments les plus essentiels du syndrome neurasthénique : *l'asthénie musculaire*, localisée surtout aux membres inférieurs, *l'exagération des réflexes patellaires*.

Mais on pourrait accuser à juste titre de partialité ou d'aveuglement l'observateur qui, pour identifier deux entités morbides, se bornerait à rapprocher une unité commune aux deux complexus et laisserait soigneusement dans l'ombre, les autres éléments constitutifs de l'un et de l'autre tableau. Le cervelet n'est pas seulement un appareil de renforcement moteur pour le cerveau, un centre sthénique. Nous savons qu'il faut le faire intervenir pour une très large part, dans les conditions de l'équilibre et de la coordination. Nous n'oublions pas que l'animal décervelé subit des mouvements de rotation, de roulement, et ne se maintient plus en équilibre ; que le malade porteur d'une lésion cérébelleuse a, lui aussi, perdu en partie le sens de l'espace, qu'il a une démarche spéciale et du vertige. Nous n'aurons garde de laisser ces éléments de côté : ils nous seront au contraire indispensables pour parfaire l'analogie des deux syndromes. Mais nous les gardons pour un autre moment, ce chapitre étant réservé aux données que l'expérimentation pure peut apporter à l'appui de notre thèse.

En effet, les troubles du sens de l'espace, la titubation, la démarche ébrieuse sont les conséquences des lésions cérébelleuses et elles ont été étudiées par les physiologistes, sur des animaux en expérience. Mais les troubles d'équilibration s'accompagnent d'un phénomène qui est essentiellement subjectif : le vertige. Ce dernier, qui est un des éléments les plus importants du syndrome cérébelleux et aussi de la neurasthénie, n'a pu être étudié évidemment chez les animaux en observation. C'est pourquoi les troubles du sens de l'espace et leur acolyte constant chez tout être doué de conscience et d'expression — nous voulons dire, le vertige — seront examinés ailleurs, étudiés et interprétés.

Données cliniques.

Parmi tous les renseignements qu'a pu nous fournir la méthode expérimentale, nous n'en avons relevé que deux : l'asthénie neuro-musculaire et l'exagération des réflexes tendineux. Nous aurions pu tenir compte de beaucoup d'autres résultats obtenus par l'expérimentation ; et ils eussent apporté à notre thèse un solide appui. Mais parmi ceux-ci, beaucoup nous seront fournis par l'observation clinique. Et comme nous voulons avant tout comparer deux symptomatologies, nous établirons surtout des parallèles séméiologiques.

Revenons pour le moment à **l'affaiblissement de la force motrice** qu'a démontrée l'expérimentation chez les animaux porteurs d'une lésion cérébelleuse. Et d'abord, disons que sur le même terrain la clinique est d'accord avec la physiologie et que chez tous les cérébelleux on trouve une asthénie neuro-musculaire très nette. Nous croyons même qu'il n'est nullement nécessaire d'apporter aucun fait à l'appui de cette assertion. Il est impossible de trouver une obser-

vation de malade affecté d'un trouble cérébelleux
quelconque sans qu'on y trouve mentionné en
première ligne l'amoindrissement de l'énergie
motrice. Or, n'est-ce pas là un des symptômes de la
neurasthénie ? C'est même, disons-nous avec les
auteurs les plus autorisés, un des signes primordiaux,
un des stigmates de la névrose. — Bouveret dit que
l'affaiblissement de la force motrice est peut-être le
plus commun des symptômes de l'épuisement
nerveux. Il ne l'a vu manquer que dans quelques cas
très rares. Mathieu nous dit que la fatigue rapide,
précoce, exagérée, le plus souvent très insuffisamment
motivée, est très fréquente chez les neurasthéniques.
« C'est un cas très rare, ajoute-t-il, que l'asthénie
musculaire ne se montre pas à un degré plus ou
moins marqué. »

Chez quelques-uns, c'est le phénomène prédominant; on l'observe en particulier chez les femmes.
Ce n'est point ici le lieu de décrire tout au long cette
asthénie de nature névrosique : nous n'avons pas
entrepris l'exécution d'un tableau clinique. Mais
nous ferons ressortir néanmoins que cette asthénie
s'étend à tous les muscles comme chez les cérébelleux. Telle malade dont le cas est rapporté par
Bouveret peut encore se promener dans son jardin,
mais elle ne peut couper une fleur sans éprouver
dans les bras une sensation de lassitude douloureuse.
Telle autre jeune fille ne peut jouer du piano sans
éprouver une sensation de brisement dans les muscles de ses bras. Chez un autre malade l'asthénie
motrice affecte presque exclusivement les membres

inférieurs. Une femme est incapable de marcher plus de deux ou trois minutes, puis elle regagne péniblement son lit qu'elle ne quitte guère depuis plusieurs mois. Et remarquons que si cette amyosthénie est généralisée comme chez les cérébelleux, elle est surtout prononcée aux membres inférieurs. Cette particularité vient parfaire encore l'analogie des deux syndromes. Nous avons vu des animaux traîner péniblement leur train postérieur, dont les muscles étaient fortement parésiés ; nous avons vu ce chien qui ne peut se dresser sur les pattes postérieures pour happer la nourriture qu'on suspend au-dessus de sa tête ; il s'affaisse et renonce à l'appât. Ne retrouvons-nous pas ici cet affaiblissement que tous les neurasthéniques éprouvent dans les jambes ? Chez les neurasthéniques « un des phénomènes les plus constants c'est une fatigue très grande quand ils marchent ; après une course un peu longue, ils ne peuvent plus faire mouvoir leurs jambes, et ces phénomènes s'accompagnent d'une douleur sourde au bas des reins » (Charcot). Chez d'autres il se produit une véritable impotence « fonctionnelle des membres inférieurs ; les jambes fléchissent dès qu'ils sont debout ; les genoux ploient alternativement, surtout en marchant » (Dutil).

A côté de cette asthénie motrice, on rencontre chez les neurasthéniques une **asthénie psychique** extrêmement prononcée. Cet affaiblissement psychique chez un cérébelleux frappe moins au premier abord que l'amoindrissement de l'énergie motrice et que les phénomènes qui dominent le tableau, tels que la démarche ébrieuse, les vertiges, etc.; mais il est rare qu'on ne trouve pas cette modification de la mentalité chez un malade porteur d'une lésion du cervelet. On verra, si l'on se reporte à l'observation de Mariette M... (obs. II), que cette malade éprouvait une grande difficulté et une extrême lassitude à fixer son attention.

La même constatation ressort de l'observation de Marie M... (obs. I). Même incapacité notée dans l'observation de Brissaud et ayant trait à une malade porteur d'une tumeur cérébelleuse. Le nommé B... qui a fait l'objet d'une observation rapportée par Thomas « souffre d'une incapacité mentale qui l'empêche de fixer son attention ; le moindre travail intellectuel le fatigue ; la lecture lui est fort difficile, la mémoire est diminuée, la réaction psychique très lente. Cependant B... comprend et raisonne juste ; le nommé B... avait une atrophie congénitale du cervelet ». Toutes les observations ayant trait à des cérébelleux et où sont mentionnées les manifestations de cette apathie intellectuelle sont légion. Nous renonçons à les citer toutes. Nous nous bornerons à en citer quelques-unes, connues comme classiques : Observation de Duguet (*Société anatomique*, 1862). — Observation de Pierret (*Archives de physiologie*, 1892). — Observation de Otto (in Courmont, 1891). — Observation de Huppert (in th. Thomas, 1897). — Observation de Borell (*Archives de neurologie*, t. II, p. 370. — Observation de Shuttleworth (in th. Thomas, 1897.) — Observation d'Andral (*Clinique médicale*, t. V, 4ᵉ édition), etc., etc.

Si ces phénomènes de dépression psychique sont incontestables chez presque tous les cérébelleux, ils sont, à vrai dire, dissimulés derrière d'autres troubles moteurs qui occupent la première place : ce sont les **troubles de l'équilibre**, soit dans la station debout, soit dans la marche, et les **vertiges**.

On sait qu'on a localisé depuis longtemps dans le cervelet le sens de l'équilibre. Et nous aurions pu mentionner à ce propos les résultats de l'expérimentation. Mais nous préférons encore sur ce sujet tenir compte des observations cliniques et comparer les troubles de cet ordre chez les neurasthéniques et chez les cérébelleux. Il est inutile d'insister sur les troubles de la station debout et de la démarche qu'on observe chez les malades porteurs d'une lésion du cervelet. On trouvera dans les observations relatées dans ce travail des exemples frappants d'astasie et d'abasie, et notamment dans les observations I et II. Nous croyons superflu de décrire ici la démarche ébrieuse et l'instabilité de la station debout chez les cérébelleux. Mais il importe ici encore de rapprocher ces phénomènes de troubles analogues que l'on trouve chez les neurasthéniques. Ils sont très nombreux, ces névropathes qui ont une incertitude particulière de la marche. Le malade titube comme un homme ivre. Il lui semble qu'il est poussé tantôt en avant, tantôt latéralement. Rien n'est plus intéressant que la lecture des interrogatoires des neurasthéniques relatés à ce sujet dans les leçons du mardi de M. Charcot. Les malades répondent qu'ils se sentent entraînés tantôt à droite, tantôt à gauche, qu'ils cèdent à cet entraînement ; ils titubent, ils festonnent, ils présentent absolument la démarche cérébelleuse.

Un de nos meilleurs camarades, étudiant en médecine, présentait ces phénomènes poussés à un très haut degré. Que de fois l'avons-nous vu marcher devant nous dans la rue, péniblement, en traînant ses jambes et souvent festonner, tituber comme un homme ivre et enfin s'accoter contre un mur ou demander notre appui ! Ces troubles de la démarche étaient accusés à un tel point chez lui, qu'il était persuadé avoir une tumeur du cervelet, d'autant que ces phénomènes se compliquaient de troubles oculaires et d'une céphalée cérébelleuse intense, qui souvent s'exaspérait en des accès très pénibles. Ce jeune homme était simplement un neurasthénique. Toutes les manifestations d'épuisement nerveux ont disparu après un congé de trois mois ; notre ami ne parla plus de sa tumeur cérébelleuse au sujet de laquelle on le plaisante encore souvent.

Les troubles de la démarche sont intimement liés, chez les neurasthéniques comme chez les cérébelleux, à un autre phénomène essentiellement subjectif, le **vertige**. Bien que l'on trouve partout décrit que le vertige neurasthénique présente de grandes analogies avec le vertige de Ménière, nous affirmons la ressemblance frappante du vertige névropathique avec le vertige cérébelleux. Nous allons mettre en regard les deux troubles subjectifs du sens de l'espace, tels qu'on les rencontre dans l'un et l'autre cas. Voici ce que dit Weil dans sa thèse d'agrégation au sujet du vertige cérébelleux : « Il peut manquer dans

les cas de lésions cérébelleuses qui n'augmentent pas
la capacité des fosses occipitales (atrophie, ramollissement...) (Nothnagel)... Parfois, par sa continuité
et son degré, il rappelle la maladie de Ménière.

« En général, le vertige se produit quand le malade
se lève dans son lit ou s'assied sur son séant ; mais
parfois il persiste pendant la position horizontale. Il
se caractérise par des déviations analogues à celles
du vertige de Ménière, des oscillations des objets,
des sensations d'incertitude du corps, de vacillation,
de translation. Le vertige diminue parfois quand le
malade trouve un appui. L'occlusion des yeux ne
l'aggrave pas en général. Le vertige cérébelleux
s'accompagne souvent d'autres phénomènes qui
complètent la ressemblance avec le vertige de Ménière, je veux parler de la titubation... Elle a été
bien étudiée par Duchenne qui la sépare de l'ataxie,
par Charcot et Nothnagel. Duchenne la compare à
celle de l'homme ivre... Dans la marche, le malade
plie un peu le genou et tout en oscillant, décrit une
ligne plusieurs fois brisée en zigzags. Ces malades
sont quelquefois arrêtés pour ivrognerie. Parfois, ils
tombent, et leur chute se fait, soit dans un sens constant, soit dans un sens irrégulier... Le vertige cérébelleux est souvent associé aux vomissements... Mais
il faut reconnaître que le vomissement est un symptôme qui, dans l'espèce, n'est pas complètement lié
au vertige. Nous ne saurions insister à son sujet, non
plus que sur les autres phénomènes associés au vertige cérébelleux, tels que la *céphalalgie* tenace, les
raideurs cervicales, les *phénomènes oculaires*. » Ce

vertige, comme on voit, présente les plus grandes ressemblances avec la maladie de Ménière. Charcot, qui les a étudiés particulièrement, ne fait aucune différence entre les deux. Cependant Burnett dit que dans le vertige cérébelleux, la surdité est secondaire, progressive, sans paroxysmes, tandis que dans la maladie de Ménière, elle est soudaine, permanente. La surdité serait donc, d'après Burnett, un des meilleurs signes différentiels. Or, ce phénomène existe souvent dans les deux cas, avec les mêmes caractères. On ne peut guère se fonder alors que sur un caractère bien étudié par Charcot, à savoir que dans les lésions cérébelleuses, le vertige est permanent et ne présente pas les accès de la maladie de Ménière. En dehors de ce point, dit Charcot, leurs deux symptomatologies se confondent.

C'est donc ce caractère paroxystique qui sépare le vertige cérébelleux du vertige auriculaire. Il nous semble bien que la même distinction subsiste entre ce dernier et le vertige neurasthénique. Si ce trouble subjetif du sens de l'espace, que l'on rencontre dans l'épuisement nerveux, survient quelquefois sous forme d'accès, ceux-ci sont loin de ressembler aux paroxysmes de la maladie de Ménière. Nous pensons même que le sentiment d'incertitude qu'éprouve le neurasthénique se rapproche beaucoup plus par sa permanence du vertige cérébelleux. On est étonné de lire dans les travaux de Charcot ces deux affirmations : d'une part « le vertige cérébelleux ne présente pas les accès de la maladie de Ménière » ; d'autre part « le vertige neurasthénique n'a jamais lieu avec la soudaineté et la rapidité qui se voient dans le vertige de Ménière. » Il identifie malgré cela les deux derniers vertiges. On serait plutôt tenté de croire que le vertige neurasthénique est assimilable au vertige cérébelleux. En effet, le vertige de l'épuisement nerveux, malgré les formes diverses qu'il peut revêtir, se rapproche beaucoup du vertige qu'ont les malades porteurs d'une lésion cérébelleuse. C'est un des symptômes quelquefois les plus pénibles de la neurasthénie. Il peut être permanent et s'il revêt une forme paroxystique, les accès diffèrent beaucoup de ceux de la maladie de Ménière. En tout cas, s'il survient par paroxymes, il s'accompagne si souvent d'une céphalée à siège cérébelleux, que Weil, dans sa thèse d'agrégation fait entrer cet élément dans le tableau général du vertige neurasthénique.

« Le malade se plaint d'une constriction céphalique; il lui semble que sa tête est étreinte par un casque très lourd, ou bien il lui semble sentir un crampon qui vient peser sur sa région occipitale. Il ressent une faiblesse, un brouillard voile sa vue et des bourdonnements retentissent dans ses oreilles. Le malade a la sensation du vertige. Celui-ci peut se borner à un simple étourdissement. Quelquefois c'est un éblouissement ; les malades prennent la tête entre leurs mains pour échapper au tournoiement qui les entoure. » (Weil.) D'autres fois c'est une sensation de déplacement du malade par rapport aux objets qui l'entourent ou inversement des objets environnants par rapport au sujet. Ou bien c'est le sol qui se soulève, qui se creuse ou qui donne la sensation d'un bateau ; d'autres fois les objets oscillent et s'abaissent (Krishalier) ; d'autres fois les malades se sentent entraînés ; il est rare cependant que ces impulsions soient suivies de chute. Enfin, on peut rencontrer un état vertigineux permanent et qui communique à la démarche une apparence de titubation en même temps qu'il la rend difficile et pénible. Ajoutons que si dans le vertige neurasthénique on trouve des bourdonnements d'oreilles comme dans la maladie de Ménière, cela ne suffit pas à rapprocher les deux symptômes, car les bourdonnements d'oreilles sont fréquents aussi dans les lésions cérébelleuses et de plus, le vertige neurasthénique est souvent un vertige oculaire avec des phénomènes spéciaux visuels, lesquels ressortissent au syndrome cérébelleux. Nous reviendrons sur ces différents points dans une discussion ultérieure.

Si le parallèle symptomatique du vertige neurasthénique avec le vertige cérébelleux soulève au premier abord quelques difficultés, il est un signe de la neurasthénie que l'on retrouve identique chez les personnes affectées d'un trouble du cervelet et que personne ne peut contester : c'est la **céphalée**. Son siège est à la région qui correspond aux fosses cérébelleuses avec irradiation, dans les deux cas, aux muscles de la nuque, craquements articulaires, etc., tout le monde connaît les expressions qu'emploient les neurasthéniques pour exprimer les sensations que leur donne leur céphalalgie. Les caractères de cette douleur (casque, anneau dont le chaton est à la nuque, etc.), se trouvent résumés plus haut dans une description du vertige, puisée dans la thèse de Weil. Nous n'insistons pas davantage pour le moment sur cette céphalée dont le siège et le caractère sont connus, indiscutables et presque identiques dans les deux cas que nous étudions.

Enfin, il est un signe, moins bien connu parce qu'il a paru moins constant, faisant partie intégrante du syndrome neurasthénique. C'est **l'exagération des réflexes patellaires**. Nous avons vu, au chapitre de l'expérimentation, combien Ferrier, Russel, Turner et Thomas ont insisté sur ce sujet. Tous ces auteurs ont trouvé sur les animaux décervelés ou porteurs d'une lésion cérébelleuse cette exagération des réflexes. Que l'on se reporte aux observations qui suivent et ayant trait à des cérébelleux, on y verra mentionné ce signe. Or, M. le professeur Teissier a insisté particulièrement sur l'existence de ce phénomène dans la neurasthénie. Les observations que nous rapportons ici montreront quelle est la valeur de cette constatation. Il ne faut pas s'étonner de trouver cette exagération de la réflectivité, la neurasthénie étant essentiellement un état de faiblesse. Sur 33 observations de M. le professeur Teissier, on trouve 22 fois l'exagération des réflexes rotuliens, 4 fois leur état normal, 1 fois leur diminution, 1 fois leur abolition ; dans les 5 observations restantes, l'état des réflexes n'est pas mentionné.

Ce parallèle clinique démontre assez, croyons-nous, l'analogie des signes qui composent le syndrome neurasthénique et aussi le syndrome cérébelleux. Nous n'avons choisi que les éléments primordiaux des deux entités cliniques : l'asthénie neuro-musculaire, l'asthénie psychique, les troubles de la démarche, les vertiges, la céphalée, et enfin un signe moins bien connu, mais très important et presque constant, l'exagération des réflexes patellaires. Cette analyse, à elle seule, est très éloquente.

Mais on pourrait, à juste titre, nous reprocher de n'avoir mis en lumière que les symptômes principaux de la neurasthénie, ses stigmates, comme on dit depuis Charcot, et d'avoir laissé dans l'ombre une foule d'autres signes secondaires, qui concourent à la constitution de cette entité morbide.

La neurasthénie est une affection essentiellement capricieuse, inconstante dans sa symptomatologie. Une multitude de petits signes, variables d'un individu à un autre et quelquefois chez le même malade, viennent compliquer le tableau ; aussi, à côté des couleurs vives qui le font distinguer, une infinité de petites nuances imperceptibles et changeantes viennent en accroître la complexité. Ces symptômes secondaires sont légion. On les trouve dépeints dans tous les ouvrages qui traitent de la névrose et les auteurs les décrivent après les stigmates ou signes primordiaux. Ces signes accessoires sont : des **phénomènes douloureux erratiques** ou topoalgies, changeant souvent de siège et de caractère, des **crampes**, des **tremblements**, des **phénomènes auditifs**, des **phénomènes oculaires**. Il y a, en outre, des troubles primordiaux de la neurasthénie que ne nous a pas expliqués jusqu'ici le syndrome cérébelleux : ce sont les troubles moraux et les phénomènes digestifs. Bien que l'analyse du syndrome cérébelleux vienne jeter sur eux une vive lumière, nous n'avons voulu les mentionner que secondairement. Certains d'entre eux donneront lieu à une discussion. Cette discussion aboutira à la synthèse qui doit venir couronner notre étude analytique.

Nous savons que les neurasthéniques éprouvent presque toujours des **phénomènes douloureux** essentiellement variables comme siège, comme caractères, comme intensité. On n'a qu'à se reporter aux observations III, IV, VI, XI, pour se rendre compte de ces petites douleurs spéciales. Quelquefois, il y a une hyperesthésie généralisée. Mais le plus souvent elle est localisée. Beard a décrit une hyperesthésie intermittente des dents et des gencives. On peut trouver aussi cette hyperesthésie au voisinage d'une articulation, au cou, à l'épaule, à la mamelle, au cuir chevelu, etc. On trouve souvent des douleurs spontanées : Quelques malades éprouvent soudain dans les extrémités des sensations de piqûre, qu'ils comparent à des coups d'épingle ou bien encore des douleurs lancinantes, très localisées. » (Bouveret.) Certains neurasthéniques ont des sensations de fourmillement, de picotement, de brûlure dans les membres ou ailleurs. Ces hyperesthésies localisées, ces sensations douloureuses fugaces se rencontrent très fréquemment dans les lésions cérébelleuses. Dans l'observation de Mariette M... (obs. II), on trouve mentionnés des picotements et des sensations d'engourdissement dans les jambes. Dans nombre d'observations de cérébelleux, on trouve ces troubles subjectifs de la sensibilité. Nous relevons les observations suivantes, mentionnées dans l'ouvrage de Courmont (*Le cervelet et ses fonctions*).

Obs. de Ward. — Le 5 juillet, R... devint évidemment plus malade, se plaignit de douleurs erratiques dans les membres supérieurs et inférieurs.

Tumeur cartilagineuse du cervelet.

Obs. de Laborde. — Des douleurs erratiques, lancinantes, siégeaient aux membres inférieurs ; on constatait en outre de l'hyperesthésie cutanée.

Tubercule.

Obs. Clavel Hortense. — Elle accusait des sensations de feu, d'aiguilles, surtout aux changements de temps, une sorte de travail intérieur, dont elle entretenait sans cesse ses compagnes, qui la rendaient furieuse en ne la croyant pas.

Sclérose du cervelet.

Obs. Théodoric. — A trente-cinq ans, les attaques de céphalalgie se montrent plus fréquentes ; elles sont accompagnées de sensations pénibles dans les bras, dans les jambes, dans la région épigastrique.

Kyste et petite tumeur du cervelet.

(Calmeil : *Maladies inflammatoires*, II, 395.)

Obs. de Nau. — Elle était sujette à des douleurs erratiques, qui faisaient songer à de l'angine de poitrine.

Ramollissement du cervelet.

Ces phénomènes douloureux, si fréquents dans la neurasthénie, sont, comme on voit, loin d'être rares chez les cérébelleux. Et parmi ces troubles localisés, changeants, passagers, on peut faire rentrer une autre classe de signes dépendants, ceux-ci, de la motricité : ce sont les **crampes**. Ces phénomènes sont très fréquents chez les neurasthéniques et peuvent aller jusqu'à la véritable contracture dans l'association hystéro-neurasthénique. Mais ces secousses musculaires sont très fréquentes chez les neurasthéniques purs.

Ces phénomènes d'ordre spasmodique sont très fréquents chez les cérébelleux. L'observation de Marie M... (obs. I), nous montre une contracture poussée à un haut degré. Nous croyons inutile de citer d'autres observations. Tout le monde sait que cet élément se rencontre fréquemment dans le syndrome cérébelleux. Évidemment, ces phénomènes spasmodiques ne sont pas aussi prononcés chez les neurasthéniques que chez un malade porteur d'une lésion du cervelet. Chez les premiers c'est un trouble purement fonctionnel; chez les seconds, c'est une manifestation d'une lésion organique. Cependant, ajoutons que dans la maladie de Beard on peut rencontrer des « accès de contracture qui durent de dix à quinze minutes et peuvent se répéter plusieurs fois de suite. » (Levillain.)

Le **tremblement** rentre dans la même catégorie de phénomènes. C'est, lui aussi, un signe ressortissant à l'irritabilité. Et si la contracture se rencontre fréquemment dans le syndrome cérébelleux, le tremblement y est plus constant encore. On le trouve dans toutes les observations de cérébelleux mentionnées dans ce travail (I, II, IX). Thomas le fait rentrer, comme élément composant, dans la constitution du syndrome. Or, ce phénomène est un élément fort important de la neurasthénie. On le trouvera également mentionné dans beaucoup d'observations de neurasthéniques, relatées dans notre thèse. Pitres a insisté sur sa fréquence et son importance. Enfin, plus récemment. Gilles de la Tourette a appelé l'attention sur ce signe : « Je terminerai, dit-il, en vous indiquant le tremblement, un des rares phénomènes objectifs chez les neurasthéniques. Fréquemment observé, il est menu, vibratoire, à petites oscillations, et presque toujours généralisé, affectant à la fois les membres supérieurs et inférieurs. La langue échappe rarement à ces vibrations, qui gagnent parfois les lèvres et déterminent alors de légers troubles de l'articulation des mots, dont on devra tenir compte dans le diagnostic toujours difficile de la neurasthénie avec la paralysie générale. »

En effet les neurasthéniques ont fréquemment des tremblements fibrillaires à la langue et aux lèvres ; il s'ensuit des **troubles de la parole**.

M. le professeur Teissier nous a rapporté le cas d'une malade neurasthénique, chez qui ces phénomènes de dysarthrie étaient poussés à un très haut degré : la malade ne parlait qu'avec la plus grande peine et ne pouvait être comprise que grâce à une attention soutenue de l'auditeur. N'est-ce point là un élément, et non des moins importants, du syndrome cérébelleux ?

Ici encore, comme pour ce qui concerne les phénomènes spasmodiques déjà mentionnés, il ne faut point s'étonner de ne pas voir cette dysarthrie atteindre chez les neurasthéniques le degré qu'elle atteint chez les cérébelleux. Chez les uns elle ne relève que d'un trouble fonctionnel ; chez les autres, elle est consécutive à une lésion organique. Quoi qu'il en soit, ces troubles de la parole nous paraissent dus, dans l'un et l'autre cas, à une cause de même ordre. Cette cause doit être cherchée dans les phénomènes spasmodiques (contractions fibrillaires, tremblements) qui se passent du côté des muscles de la langue et des lèvres. Ces phénomènes sont très marqués chez les neurasthéniques comme chez les cérébelleux ; ils sont en tous cas plus marqués que les phénomènes d'ordre paralytique qui peuvent porter sur les mêmes muscles. Ces troubles de la parole consistent en effet, chez les cérébelleux, « en une certaine scansion ; les syllabes sont séparées les unes des autres, et leur émission est brusque ; on a signalé aussi la parole traînante » (Thomas).

Enfin, il est des troubles des organes des sens, que l'on rencontre très fréquemment chez les neurasthéniques et que nous trouverons aussi chez presque tous les cérébelleux. Ces troubles sont surtout **oculaires** et **auditifs**. Cela n'est pas fait pour nous étonner ; car nous connaissons les connexions du cervelet avec l'œil et avec l'oreille. Ses relations avec l'organe de l'ouïe sont connues et nous n'avons pas besoin d'y insister. Nous y reviendrons un peu plus loin, à propos du vertige. Sachons seulement que si l'on trouve parfois de la surdité dans le syndrome cérébelleux, comme cela est rapporté dans l observation de Mariette M... (obs. I), on trouve aussi fréquemment une hyperexcitabilité de l'organe et surtout des bourdonnements ; la susdite observation en fait foi. Or, nous savons que ces bourdonnements sont très fréquents chez les neurasthéniques ; à tel point que ce phénomène a fait rapprocher le vertige des neurasthéniques de celui de la maladie de Ménière.

Les rapports du cervelet avec les voies optiques sont connus depuis moins longtemps. Récemment Brissaud a insisté particulièrement sur leur existence. La physiologie et la clinique nous montrent d'un autre côté les nombreux phénomènes oculaires qui surviennent au cours des lésions cérébelleuses.

Ces troubles portent surtout sur la musculature de l'œil ; et l'on observe souvent du nystagmus (Royet et Collet) (obs. II), parfois du strabisme, quelquefois de l'amblyopie (obs. de Brunaud). Souvent encore les malades voient des mouches volantes et des nuages devant leurs yeux (obs. de Mariette M...). Nous savons combien sont fréquents les troubles oculaires chez les neurasthéniques : l'**asthénopie accommodative** tient une grande place parmi ceux-ci : le malade n'accommode qu'avec difficulté et souvent avec une grande fatigue. Or on peut trouver des cas d'asthénopie accommodative dans les lésions du cervelet. Richard Caton en cite un

cas : « Tumeur trouvée sous la surface de l'hémisphère cérébelleux gauche ; affaiblissement de la force
musculaire sans paralysie ; céphalalgie occipitale ;
névrite optique. Caton insiste en outre sur la lenteur
et la difficulté de l'accommodation. Si le malade,
étant occupé à lire, levait les yeux vers un nouvel
arrivant, il lui semblait que celui-ci fût enveloppé
d'un brouillard et la vision ne devenait distincte
qu'au bout de deux ou trois secondes. Ferrier a
montré combien le cervelet prend part à la coordination des muscles de l'œil ; peut-être cet organe
exerce-t-il également une action sur le muscle
ciliaire. » (*Revue des sciences médicales*, t. VIII).

Et l'on se tromperait fort si l'on croyait que les phénomènes oculaires sont loin de revêtir dans la neurasthénie les caractères de lésion organique qu'ils
ont chez les cérébelleux. Il y a des cas d'hémianopsie
d'origine cérébelleuse et aussi d'hémianopsie neurasthénique. M. Bruno a observé une hémianopsie
homonyme localisée dans le quadrant supérieur droit
de chaque champ visuel et consécutive à un abcès
localisé dans l'hémisphère gauche du cervelet, intéressant aussi la partie correspondante de la paroi du
vermis supérieur (MM. Cazin et Teissier, de Paris,
Semaine médicale, 1894). Or, M. le professeur Teissier nous a rapporté le cas d'une neurasthénique
goutteuse chez laquelle on trouvait une hémianopsie
latérale homonyme très nette. MM. Déjerine et Viallet font remarquer que, dans les névroses, les altérations du champ visuel n'évoluent pas toujours dans
le sens du rétrécissement concentrique ; elles peuvent

également affecter la forme hémiopique. « A l'appui
de ces assertions, disent MM. Déjerine et Viallet,
nous ajouterons que nous avons eu l'occasion de
suivre, pendant plusieurs années, deux malades
atteints l'un de neurasthénie spontanée grave, l'autre de neurasthénie traumatique et chez lesquels des
examens répétés du champ visuel nous ont permis de
constater une hémianopsie homonyme, durant depuis
quatre ans, à travers de grandes oscillations dans les
limites périphériques des demi-champs visuels conservés. » (*Soc. de Biol.*, séance du 28 juillet 1894.)

L'analyse du syndrome cérébelleux peut donc nous
expliquer, non seulement les stigmates de la neurasthénie, mais encore, la multitude des petits signes
qui complètent le tableau de la névrose : les topoalgies diverses, les crampes, les tremblements, les
troubles de la parole, les phénomènes auditifs et
oculaires.

On pourrait nous reprocher d'avoir poussé trop loin
le parallèle entre les symptômes secondaires des deux
affections. Beaucoup de ceux-ci n'ont qu'une valeur
très douteuse : tels les troubles oculaires passagers
et inconstants (mouches volantes, brouillard, etc.), les
troubles auditifs, les petits phénomènes spasmodiques fugaces (crampes, etc.), les tremblements, les
troubles légers de la parole. Parmi ces signes, nous
dira-t-on, on en trouve quelques-uns dans une foule
d'affections qui ne relèvent même pas du système
nerveux, dans la convalescence de beaucoup de
maladies aiguës, par exemple ; et l'on ne peut rien
conclure de leur existence simultanée dans le

syndrome neurasthénique et dans le syndrome cérébelleux. Ils sont fugaces, inconstants et leur varia-
bilité même fait qu'on les trouve un peu partout.

Nous croyons en effet que ces troubles n'ont qu'une
valeur secondaire. Mais lorsqu'ils concourent à la
constitution d'un ensemble complet, ils réalisent bien
une entité morbide ; ajoutons enfin que le syndrome
cérébelleux nous rend compte en même temps des
symptômes primordiaux de la neurasthénie. On
conviendra, croyons-nous, que l'analogie des petits
signes, relevés dans l'un et l'autre syndrome, a
quelque importance.

OBSERVATIONS

OBSERVATION I

Due à l'obligeance de M. le professeur Teissier.

*Abasie. — Démarche cérébreuse. — Asthénie. — Grands ver-
tiges. — Grande neurasthénie. — Probablement tumeur
cérébelleuse. — Réflexes exagérés au début, abolis à la fin.*

4 avril 1897. — Marie M..., cinquante-deux ans, lingère.
Père mort de complications cérébrales d'une fièvre typhoïde (?);
sa mère, très nerveuse, mourut d'un cancer du sein. Aucun anté-
cédent personnel.

La malade a toujours joui d'une excellente santé. Réglée à
douze ans, régulièrement. Mariée à quinze ans, elle eut huit enfants ; les accouchements ont été normaux. Elle a eu de grands
chagrins de famille. Un de ses fils a été tué dans un accident de
chemin de fer du P.-L.-M, où il était employé. Elle en éprouva
une secousse violente, à laquelle elle attribue l'origine de sa
maladie.

L'affection actuelle remonte à trois ans environ. Elle s'établit
progressivement. La malade éprouvait une asthénie généralisée ;

une faiblesse progressive ; ses jambes ne pouvaient plus la soutenir. La malade s'inquiétait beaucoup de ces symptômes, qu'elle attribuait à la ménopause. Au début de sa maladie, la malade a eu des troubles psychiques. Elle était très impressionnable et pleurait facilement ; au contraire, depuis plusieurs mois, on constate plutôt de l'indifférence morale. La malade est résignée à tout, pourvu qu'elle ne souffre pas.

En même temps, s'installe une céphalée, qui fut d'abord peu marquée durant quelque temps. Cette céphalée était exclusivement localisée à la partie postérieure de la tête.

Il y a douze ans, elle fit à l'Hôtel-Dieu un séjour de vingt-huit jours. M. Clément pensa à une tumeur cérébelleuse. Il institua un traitement ioduré. Une légère amélioration s'ensuivit et la malade sortit de l'hôpital. Chez elle tous les malaises augmentèrent et des vertiges survinrent. D'abord, dit-elle, elle entendait des bourdonnements dans les oreilles, puis elle voyait tout tourner autour d'elle ; pour se soustraire à cette sensation pénible, elle s'asseyait précipitamment sur une chaise ou à terre et fermait les yeux ; les vertiges se produisaient deux ou trois fois par jour. Son asthénie et ses vertiges l'éprouvaient tellement, que la malade songea au suicide.

La mémoire, nous dit-elle, lui faisait souvent défaut. La malade était aussi tourmentée par un tremblement, surtout localisé aux membres supérieurs. Tout le membre était agité d'un petit tremblement à oscillations latérales courtes ; le tremblement est surtout manifeste quand le membre supérieur est en extension.

La malade n'a jamais eu de vomissements. Le 1 avril 1896, la malade entra de nouveau à l'Hôtel-Dieu, car elle avait de la peine à marcher, de la raideur des jambes et une grande faiblesse, mais jamais elle n'a accusé dans ses membres des phénomènes douloureux. Tous les symptômes avaient augmenté d'intensité. Elle prit encore de l'iodure de potassium au début de ce deuxième séjour. Rien de remarquable pendant ce séjour, sauf cependant l'incident suivant : A dix heures du matin la malade était levée ; elle dit brusquement à sa voisine qu'elle avait des nausées ; elle se coucha sans aide. Examinée quelques minutes

après, on note : pas de perte de connaissance, mais demi-obnu-
bilition, dont il est assez difficile de tirer la malade. Elle répond
toujours aux questions. Sensation de vertige : la malade sent
qu'elle « verse dans son lit ». Elle accuse une douleur intense,
surtout à la région occipitale et au front ; elle porte la main à la
nuque. Masque immobile, commissure labiale légèrement
abaissée ; langue légèrement déviée à gauche, mais elle n'est le
siège que d'une légère parésie ; tous les mouvements sont possibles. Les membres supérieurs et inférieurs obéissent bien à la
volonté, mais la main gauche serre plus fort que la main droite.
Pas de différence de température entre les deux côtés.

Sensibilité conservée. Réflexes pupillaires normaux. Pas de
troubles de la déglutition.

Au cœur, les bruits sont bien frappés.

Aux poumons, on note l'existence de râles fins, à la base droite.

Actuellement le regard est atone, vague. Les maux de tête
persistent toujours dans leur siège occipital ; ils ont des phases
d'exagération très douloureuse.

Les vertiges, toujours très intenses, se reproduisent souvent et
toujours avec les mêmes caractères. L'asthénie est toujours très
marquée. La malade ne peut se lever.

Quelquefois, elle essaie de se relever de son lit ; elle se soulève sur ses mains, et aussitôt survient un tremblement prononcé de ses membres inférieurs. La malade garde le lit depuis
deux mois.

Elle n'a pas de vomissements.

On note une diminution notable de la mémoire. La malade ne
se rappelle pas quand son fils a été tué.

Masque facial toujours rigide ; mais il n'y existe aucun trouble
parétique. Pas de phénomènes oculaires. Vue très bonne. Pas de
nystagmus.

Du côté des membres inférieurs, perte presque complète des
forces. La malade ne soulève les jambes qu'avec peine. La force
est diminuée aussi, mais moins notablement, aux membres supérieurs et surtout à gauche.

Réflexes rotuliens exagérés.

Rien au cœur, rien aux poumons.

Appétit très diminué. La langue, saburrale, est le siège d'un tremblement fibrillaire.

— Le 20 août 1897, les vertiges ont presque complètement disparu. La céphalée a disparu. La malade est triste et mélancolique. Les réflexes rotuliens sont manifestement exagérés. Asthénie intense. Les jambes ne peuvent supporter le poids du corps.

21 août. — Deux vertiges, à la suite d'administration de quinine.

Le 4 septembre, on constate que la quinine administrée pendant huit jours a produit des bourdonnements d'oreilles et que la malade se sent améliorée depuis : elle a moins de vertiges.

On fait des injections de sérum de Chéron. Elles amènent une amélioration considérable. Le même traitement est repris pendant le mois de novembre. En décembre, on cesse l'administration du sérum. L'état est stationnaire. On fait des séances d'électrisation galvanique : pôle négatif au niveau du cervelet, pôle positif sur l'épaule. Ce traitement n'amène aucune amélioration sensible.

— Le 11 juin 1898, la malade fait un troisième séjour à l'Hôtel-Dieu.

Actuellement, on constate les symptômes suivants :

1° Impotence absolue complète : la malade reste toute la journée étendue dans son lit ; elle est incapable de s'asseoir ou de se tourner dans son lit ; les membres inférieurs exécutent assez bien tous les mouvements commandés ; il n'y a pas de paralysie localisée ; mais la malade résiste sans force aux mouvements qu'on essaie d'imprimer. Il n'y a pas d'atrophie musculaire. Les membres supérieurs exécutent bien aussi tous les mouvements, mais sans force ; pas de paralysie localisée ; pas d'atrophie musculaire ; pas d'incoordination motrice. Léger tremblement lorsque les mains sont étendues et lorsque la malade serre la main.

En résumé, asthénie extrêmement prononcée

2° Les réflexes tendineux sont presque entièrement abolis.

3° Les vertiges n'existent plus au repos. Lorsque la malade reste étendue, elle n'en éprouve pas. Mais lorsqu'on la lève, elle a de nouveau une sensation vertigineuse extrêmement prononcée. Elle voit tout tourner autour d'elle.

4° Il n'y a aucun trouble de la sensibilité générale. Rien du côté des yeux. Plus de bourdonnements d'oreilles. Point céphalique douloureux au niveau de la nuque. A la percussion, douleur au sommet de la tête et à la nuque.

5° La mémoire a considérablement diminué.

Le 4 octobre 1898, les deux genoux sont tuméfiés, volumineux ; les jambes sont immobilisées en demi-flexion, les fléchisseurs sont contracturés. Une contracture des membres supérieurs immobilise les deux mains en adduction ; les contractures datent d'une semaine.

Le 17 octobre on constate :

1° Troubles psychiques. La mémoire est extrêmement atteinte : la malade ne se souvient pas que sa fille est venue la voir la veille. Pas de délire. Au dire de ses voisines, elle dirait cependant parfois des paroles incohérentes.

Lorsqu'on l'interroge ou qu'on lui ordonne d'exécuter un mouvement, elle répond avec une extrême lenteur, ou obéit seulement quelques instants après. Elle comprend bien tout ce qu'on lui dit; elle a reçu une lettre qu'elle a été obligée de se faire lire. On peut lui faire lire, au bout de plusieurs minutes d'efforts, l'en-tête des feuilles d'observation.

En somme, torpeur intellectuelle très prononcée, sans troubles localisés. Elle reste constamment étendue, immobile, dans son lit, les yeux fixes. Parfois, cependant, elle tient de courtes conversations avec ses voisines.

2° *Motilité.* — Motilité de la tête et du cou intacte ; mais les mouvement s'exécutent très lentement.

Pas de paralysie faciale. Musculature interne et cutanée des yeux intacte.

La mâchoire inférieure est constamment agitée d'un tremblement vertical. La langue, sortie de la bouche, est le siège d'un tremblement en masse. La parole cependant s'exécute normalement.

Membres supérieurs. — A gauche, impotence complète ; la malade ne peut exécuter à peu près aucun mouvement. Le membre est immobilisé par des contractures, le bras appliqué contre le tronc, l'avant-bras fléchi, la main en extension. Lorsqu'on commande à la malade d'exécuter des mouvements avec ses doigts, ceux-ci sont animés de petits mouvements convulsifs, mais le mouvement ne s'exécute pas. Lorsqu'on essaie de mobiliser les divers segments les uns sur les autres, on éprouve une résistance tenant aux contractures et la malade accuse des douleurs excessives. Mêmes phénomènes à droite, mais un peu moins prononcés. Réflexes impossibles à rechercher, en raison des contractures.

Membres inférieurs. — Impotence complète. Les seuls mouvements que la malade puisse encore exécuter sont quelques mouvements des orteils du côté droit seulement. Contractures siégant sur tout le membre ; la mobilisation provoque de la douleur. Les articulations sont un peu tuméfiées et légèrement douloureuses à la pression. Impossible de chercher les réflexes à cause des contractures.

Sphincters. — Incontinence d'urine et des matières.

Les troubles de la sensibilité sont difficiles à rechercher, à cause de la torpeur de la malade. La sensibilité à la douleur paraît intacte pourtant avec la faculté de localisation assez précise. Un toucher léger n'est senti nulle part sur les membres, assez bien à la face. La pression un peu forte est sentie partout.

Acuité visuelle assez bonne des deux côtés. Impossibilité de préciser le champ visuel. Pupille gauche un peu rétrécie. Lorsqu'on commande à la malade de regarder à droite ou à gauche, elle n'exécute le mouvement que péniblement, après plusieurs injonctions.

Audition très bien conservée des deux côtés.

Les vertiges ont complètement disparu.

La pression ni la percussion du crâne ne sont douloureuses nulle part.

Amaigrissement considérable. Cachexie prononcée.

Le 26 octobre, la malade est toujours dans l'immobilité la plus complète.

L'asthénie est totale.

L'état général est mauvais. Depuis quelque temps, la malade présente une eschare fessière très profonde. Il existe une autre eschare plus petite, au niveau de la malléole externe de la jambe gauche.

Autopsie. — A l'autopsie du crâne, on ne constate d'abord rien d'anormal au niveau de la dure-mère ni à la surface du cerveau. Mais au moment de l'extraction de l'encéphale hors de la boîte crânienne, on constate que le cervelet est adhérent à la dure-mère, au niveau du lobe gauche. Ce lobe gauche est en effet occupé dans toute sa moitié postérieure par une tumeur de la grosseur d'une mandarine. Elle fait saillie également sur la face supérieure ; elle déborde en outre le bord postérieur du cervelet. Cette tumeur, de teinte blanc grisâtre, est de consistance assez ferme. Le vermis paraît respecté, du moins dans ses parties superficielles, par la tumeur.

A la base du crâne, on constate en outre que la glande pinéale est œdématiée.

Les ventricules cérébraux, notablement dilatés, contiennent une abondance anormale de liquide.

On ne constate pas d'autres lésions du cerveau sur les coupes de Pitres.

Moelle. — Après la section de la dure-mère, on constate à la face antérieure de la moelle, au niveau des septième et huitième paires dorsales, l'existence d'un noyau de généralisation, du volume et de la forme d'un petit haricot allongé dans le sens de la longueur de la moelle. En outre, au niveau de la région dorsale, le canal de l'épendyme est très agrandi. Concavités correspondant à des dépressions à la surface de la moelle.

Poumons normaux.

Foie normal.

Reins de volume normal, un peu blanchâtres à la coupe.

Rate diffluente.

Énorme eschare fessière, mettant à nu le sacrum.

Eschare de la malléole externe, au niveau de la jambe gauche.

Examen macroscopique du cervelet durci. — Au niveau du bord postérieur du cervelet, on voit proéminer une volumineuse tumeur nettement lobulée. Des coupes sériées permettent de la localiser nettement. Elle occupe toute la moitié postérieure du lobe droit. En dedans, elle va jusqu'à 1/2 centimètre du vermis, qu'elle n'atteint pas. En avant, elle ne dépasse pas l'olive, qui est comprimée et indistincte. En dehors, en bas et en haut, elle n'est plus recouverte que par une mince couche de substance cérébelleuse.

La tumeur est très dure, de consistance assez considérable et de l'aspect d'un fibrome. Sur les coupes elle apparaît nettement lobulée. Partout elle est entourée d'une capsule et un tissu cellulaire la sépare de la substance cérébelleuse.

Elle peut très facilement s'énucléer.

Sur les coupes des pédoncules, de la protubérance et du bulbe, on ne voit aucune lésion, pas plus que sur le plancher du quatrième ventricule qui est normal.

OBSERVATION II

(Due à l'obligeance de M. le professeur Teissier.)

Syndrome cérébelleux. — Phénomènes de neurasthénie. — Hémorrhagie cérébelleuse.

Mariette M..., soixante ans, épeluchesse de soie. Père mort à cinquante-cinq ans, d'un néoplasme du pharynx, mère morte à cinquante-huit ans, d'une maladie de foie.

La malade a eu une bonne santé habituelle. Pas de maladie antérieure. A l'âge de dix-huit ans, elle a eu une sciatique gauche qui a duré trois mois. Réglée à l'âge de treize ans, régulièrement. Ménopause à cinquante-trois ans. Célibataire, nullipare. Pas d'alcoolisme, pas de syphilis. La malade a un tempérament nerveux ; elle est sujette aux maux de tête. Depuis trois ans, elle a des éblouissements, des mouches et des images devant les yeux.

Il y a cinq mois, elle serait tombée brusquement chez elle, à la suite d'un éblouissement. Elle aurait vomi pendant deux heures après sa chute ; depuis, les vomissements s'arrêtèrent, mais la malade garda une très grande faiblesse et avait constamment des vertiges. Son état l'obligea à rentrer à l'hôpital de Tarare. Le traitement qui fut institué (pointes de feu et vésicatoires à la nuque) resta impuissant.

Actuellement, la malade se plaint toujours d'une céphalée très pénible. Cette céphalée persiste pendant la nuit ; elle est surtout intense le matin, au réveil. Elle diminue vers huit heures du matin, après le petit déjeuner. Cette céphalée a un siège temporal et occipital. La nuque est le siège de craquements.

Le sommeil est en général assez calme. Le réveil, le matin, est pénible, très difficile. La malade dit que toutes les après-midi, après son repas, elle sentait un besoin de dormir, auquel elle cédait ; elle dormait environ une heure. Le soir, elle se couchait immédiatement après dîner. Pendant la nuit, elle se levait souvent pour uriner. Depuis qu'elle est à l'hôpital, cette pollakiurie a augmenté.

Les vertiges sont constants et s'exagèrent au moindre mouvement, ils sont intenses dans la station debout et dans la marche. Dans le décubitus horizontal, ils disparaissent, lorsque la malade est immobile, mais ils reparaissent quand elle se meut dans son lit et surtout lorsqu'elle remue la tête.

La malade se couche indifféremment sur un côté ou sur l'autre. Lorsqu'elle est assise, la tête et les membres supérieurs sont le siège d'oscillations très légères, qui ressemblent plutôt à un tremblement.

Elle n'a pas de sensation d'entraînement très nette. Elle voit surtout tourner les objets autour d'elle. Elle n'a pas, sous le pied, de sensation de dérobement du sol.

Dans la station debout, la malade se tient les pieds écartés pour élargir sa base de sustentation. Mais si on lui fait rapprocher les pieds, elle se maintient cependant en équilibre. Le tronc et la tête sont le siège d'oscillations irrégulières et assez peu prononcées. Les membres inférieurs suivent ces oscillations. Pas de signe de Romberg.

La démarche est surtout mal assurée. Elle n'est pas très nettement ébrieuse, car elle ne décrit pas dans sa direction de zigzags bien nets. On constate simplement une exagération des phénomènes que l'on observait pendant la station debout : les oscillations du tronc augmentent, ainsi que celles de la tête ; la malade porte les mains en avant, comme un aveugle qui a peur et cherche à éviter des obstacles. Elle titube assez peu. Mais la progression se fait à tout petits pas, comme pour répéter les points d'appui. Il n'y a pas d'ataxie ; mais les jambes sont soulevées assez brusquement au-dessus du sol et retombent de même.

Les mouvements volontaires s'accomplissent bien ; la force est conservée aux membres supérieurs de chaque côté, très légèrement diminuée aux membres inférieurs.

La sensibilité à la douleur et au contact est conservée sur tout le corps. La malade a des sensations de fourmillement dans les jambes.

Réflexes patellaires légèrement exagérés des deux côtés. Légère trépidation épileptoïde à gauche. Réflexes cornéens pharyngiens conservés. Réflexes tendineux du poignet, normaux. Fonctionnement normal des sphincters.

La vue a baissé. Les pupilles réagissent bien. Pas de strabisme.

L'ouïe est normale. Bourdonnements d'oreille.

Des troubles légers de la parole sont survenus, il y a deux mois; petit à petit. Ils consistent actuellement en une certaine hésitation au début des phrases, qui, une fois commencées, se terminent précipitamment, comme si la malade ne pouvait contenir la parole. Léger bégaiement.

L'écriture est très tremblée.

Au point de vue du caractère, la malade n'a jamais été éprouvée par de bien grandes contrariétés. Sa vie a toujours été assez calme. Mais son métier, dit-elle, est très énervant à cause de sa minutie. Depuis que la malade est à l'hôpital, son caractère s'est beaucoup modifié. Son état l'inquiète et l'obsède, elle qui autrefois avait un caractère très gai. Elle parle toujours de son pays, qu'il lui tarde d'aller retrouver; elle a de la nostalgie; elle est triste; elle pleure souvent, mais paraît indifférente à tout ce qui l'entoure.

On ne trouve aucune modification bien sensible de l'intelligence; la malade comprend parfaitement tout ce qu'on lui dit; elle répond clairement aux questions qu'on lui pose, mais elle ne peut que difficilement fixer son attention; elle ne peut plus lire, car la lecture la fatigue beaucoup; tout effort de volonté ou de compréhension lui est très pénible.

Les digestions sont assez aisées. Mais on constate du gargouillement, des borborygmes. La malade est tourmentée de renvois et de vents, depuis trois mois. On constate une dilatation de l'estomac assez marquée.

Au cœur, la pointe bat dans le sixième espace. On constate un galop présystolique.

Le pouls est dur, tendu. On note le signe de Rondot. Les artères périphériques sont très dures.

Rien aux poumons.

Les urines contiennent de l'albumine.

(Le reste de l'observation relatant la marche de la maladie a été égaré.)

Mort, après six mois de séjour environ.

Autopsie. — Le cœur pèse 400 grammes. Il est nettement hypertrophié. Les reins se décortiquent mal; la substance corticale est parsemée de kystes.

Le tronc basilaire est très athéromateux.

Cervelet. — Dans le lobe cérébelleux gauche, on trouve une cavité de la dimension d'un petit pois, à parois lisses, contenant une substance granuleuse de couleur ocre, semblable en tous points au contenu des anciens foyers hémorragiques.

Si l'on fait des coupes verticales antéro-postérieures de l'hémisphère cérébelleux gauche, en allant de dedans en dehors, on intéresse le noyau dentelé sur ces coupes successives. Or, c'est sur la coupe la plus externe, intéressant la partie tout à fait externe du noyau dentelé, qu'on rencontre le kyste hémorragique.

Conclusions. — Hémorragie peu considérable, mais intéressant le noyau dentelé gauche, à sa partie externe.

On ne constate aucune lésion dans l'hémisphère droit du cervelet.

Sur les hémisphères cérébraux, les coupes de Pitres montrent de chaque côté, au niveau de la frontale ascendante, quelques points vacuolaires dans le noyau lenticulaire.

OBSERVATION III

Due à l'obligeance de M. le professeur Teissier.

Syndrôme cérébelleux (sauf vomissements) exaltation du réflexe rotulien du côté gauche. — Parésie faciale droite. — Rhumatisme articulaire aigu datant de trois ans. — Endopéricardite. — Grande neurasthénie.

Victorine J..., cinquante-deux ans, journalière.

Père mort âgé, mère âgée de soixante-seize ans, bien portante. Un frère âgé de cinquante-quatre ans, bien portant, et trois sœurs âgées de quarante-quatre ans, quarante-cinq et quarante ans, bien portantes. Une sœur morte de cause indéterminée. La malade, mariée à seize ans et demi, a deux enfants de trente-trois et dix ans, bien portants ; elle n'a jamais eu de fausse couche. Rougeole vers douze ans. Rhumatisme articulaire à quarante-cinq ans. Pas d'alcoolisme. La malade a été réglée régulièrement, de vingt-quatre à quarante-six ans.

Il y a cinq ou six ans, quelques mois après la cessation des douleurs, la malade a eu des céphalées violentes localisées à la partie postérieure de la tête, avec vertige ; la malade a fait plusieurs chutes; en dehors de ces vertiges, la malade avait de la titubation et de la faiblesse dans les jambes; elle n'a jamais eu de vomissements; elle dit avoir eu de la rétropulsion, jamais d'antépulsion. Elle est entrée le 8 avril 1897 au quatrième Femmes, dans le service de M. le professeur Teissier.

22 mai. — L'état général n'est pas mauvais; la malade mange bien mais a des digestions un peu pénibles; elle n'a ni diarrhée, ni constipation.

La malade tousse un peu.

Poumons. — Sonorité normale; quelques râles muqueux, surtout aux bases en arrière.

Cœur. — Petit frémissement présystolique à la pointe matité précordiale normale. A la pointe, bruit présystolique, éclat anormal du premier bruit. A la région mésocardique, souffle aux deux temps (probablement frottement péricardique). A la base, dédoublement du deuxième bruit avec éclat de la deuxième partie du dédoublement.

Foie normal. Rate normale.

Motilité. — La malade a la démarche très incertaine tout en ne titubant pas: elle tourne surtout avec difficulté; la force musculaire paraît peu considérable dans les membres inférieurs; elle est normale dans les membres supérieurs. Tremblement quand on fait écarter les doigts de la malade; le tremblement est un tremblement individuel des doigts. Pas d'incoordination motrice. Pas de troubles de la sensibilité. Les réflexes rotuliens sont exagérés des deux côtés, surtout à gauche. Abolition des réflexes plantaires.

Œil. — Amblyopie depuis deux ans. La malade a eu de la diplopie; n'en a plus actuellement. Elle n'a pas de nystagmus. Rétrécissement considérable du champ visuel des deux côtés, surtout en haut et en dehors. Les mouvements de l'œil se font bien, les pupilles réagissent bien. Pas de troubles de l'audition.

Il y a trois ans la malade a eu, à deux reprises, des attaques de rhumatisme articulaire aigu, d'abord dans les articulations de la jambe gauche, puis à l'épaule gauche (un mois de lit à chaque attaque). A partir de ce moment elle ne s'est pas remise et, insen-

siblement, sans qu'elle puisse préciser, se sont développés:
céphalée occipitale et douleurs à la nuque continues, pas très
vives, sans paroxysmes. La céphalée a suivi la marche suivante:
Pendant un an la malade eut, à trois reprises, des sortes de
crises survenant de la façon suivante : la malade, debout, sentait
une douleur lui monter à la nuque; elle était obligée de s'asseoir
et, pendant un moment, souffrait de la tête. On ne peut savoir
si elle avait du vertige. Il y a deux ans, elle tomba par maladresse sur la nuque. C'est depuis ce moment que la céphalée est
continue.

Faiblesse des jambes : La malade ne s'est pas mise au lit
mais ne pouvait marcher beaucoup et tombait quelquefois. Ces
chutes n'étaient pas accompagnées de perte de connaissance ni
déterminées par du vertige; la malade ne voit pas tourner les
objets. Pas d'asthénie marquée dans les membres supérieurs.

Troubles visuels. — Diminution progressive de l'acuité sans
douleurs, sans phosphènes. Pas de vomissements. Constipation
habituelle.

Il y a une dizaine de jours, la malade prit froid et eut un
point de côté gauche qui lui coupait la respiration. Elle se mit
à tousser et en même temps se sentait plus fatiguée. Avant-hier,
elle tomba par faiblesse des jambes, en voulant s'approcher ra-
pidement de son lit. Comme causes de cet état, on ne trouve que
des chagrins et des ennuis qu'elle aurait eu depuis plusieurs
années.

Actuellement. — Malade d'aspect bizarre à cause de son faciès et de la façon dont elle répond. Elle répond bien aux questions mais d'une façon parfois un peu incohérente. La mémoire
paraît conservée. Elle se plaint surtout en somme de sa céphalée occipitale et de sa faiblesse des jambes. Faciès ressemblant
au faciès d'Hutchinson. Les paupières sont abaissées des deux
côtés, surtout à droite et la fente palpébrale est étroite. De plus,
la face semble un peu parésiée du côté droit. Les lèvres sont
plus minces à droite et se meuvent davantage du côté gauche.
Lorsqu'on fait rire la malade, ses muscles gauches se contrac-
tent davantage. Les rides du front sont égales des deux côtés.

Pas de déviation de la langue. Luette déviée à droite, pas de signe de paralysie du voile.

Du côté des yeux : ptosis des deux côtés, surtout à droite, cependant les deux releveurs ne sont pas paralysés et relèvent la paupière si la malade le veut. L'orbiculaire paraît aussi fort d'un côté que de l'autre.

Les muscles moteurs de l'œil paraissent fonctionner normalement; pas de strabisme.

Les pupilles réagissent à la lumière et l'accommodation, elles sont très inégales. Celle de gauche demeure toujours le double de la droite. L'acuité paraît suffisante. Pas de diplopie actuellement, mais la malade a vu double parfois. Audition normale. Pas de phénomènes subjectifs.

Du côté des membres, un peu d'asthénie des membres supérieurs, mais marquée seulement à droite, où la malade serre beaucoup moins fort qu'à gauche.

Aux jambes, asthénie considérable. On arrive assez facilement à vaincre la résistance des muscles en flexion ou en extension. La malade se tient debout. Pas de signe de Romberg, mais elle peut à peine marcher. Elle sent ses jambes se dérober. Pas de démarche spasmodique.

Réflexes rotuliens assez fort à droite, très exagéré à gauche. De même pour les réflexes plantaires. Aux poignets, les réflexes paraissent égaux des deux côtés.

Sensibilité parfaite partout au contact et à la piqûre. Aucun trouble trophique.

Poumons. — Râles généralisés de bronchite dans le côté gauche.

Cœur. — Bruit rude de va-et-vient à la base.

7 mai. — Au niveau de la région mésocardiaque, contre le bord gauche du sternum, dans le deuxième espace, bruit rude de frottement très râpeux, très sonore, systolique.

OBSERVATION IV

Due à l'obligeance de M. le professeur Teissier.

Neurasthénie. Vomissements. Parésie des membres inférieurs.

D..., Lucie, trente-trois ans. Le père était nerveux, rhumatisant, mort de bronchite après deux mois de maladie, il y a quatorze ans.

Mère morte en 1889 d'hémiplégie (hémorragie cérébrale ?); elle n'avait jamais été malade.

Elle a eu quatre enfants vivants; un fils rhumatisant, une fille très nerveuse, qui a pris des crises en bas âge; n'en a pas eu depuis l'âge de douze ans. Une autre fille se porte bien.

La malade se porte bien jusqu'à quinze ans; à cette époque, la menstruation débute. Au bout d'un an, interruption de deux à trois mois; teint pâle, faiblesse générale. Depuis, elle est réglée régulièrement. Mariée à vingt-six ans, pas d'enfant, pas de fausse couche.

Depuis quinze ans, elle était tisseuse de taffetas, avait un métier pénible à mener, mais au domicile de ses parents, à la campagne. Elle cesse ce métier à vingt et un ans. A dix-huit ans, débute une gastralgie légère, caractérisée par des vomissements aqueux à toute-heure de la journée, soit avant, soit après les repas, s'accompagnant de légères douleurs à la région épigastrique; pas de crises gastralgiques intenses. La malade pouvait continuer ses occupations, mais avait déjà la sensation de perdre ses forces. Pas d'insomnie, plutôt le contraire. De dix-neuf à vingt-deux ans, les vomissements cessent, elle ne se sentait plus faible, puis de vingt-deux à vingt-six ans, les vomissements reviennent de temps en temps. A vingt-six ans malaise général, tête lourde, pas de plaques céphaliques, état de fatigue continue. Plus de gastralgie, état nerveux. Pas de troubles digestifs. Peu d'appétit.

Elle se marie à cette époque.

De vingt-six à vingt-huit ans, deux années d'amélioration.

A vingt-neuf ans, malaise subit, état syncopal sans perte de connaissance, sans chute, avec tremblement généralisé, mais pas de grands mouvements. Pas de cause occasionnelle connue. Sommeil pesant, suivi le lendemain d'un grand abattement.

Ces malaises se reproduisent trois fois par jour pendant trois mois consécutifs, revenant régulièrement au réveil, à midi et à six heures du soir avant de manger et durent d'une demi-heure à une heure, s'accompagnant de boulimie véritable. Une grande faiblesse des jambes apparaît ensuite, se localise surtout à gauche. Pendant trois ans, la malade reste ainsi avec cet état de parésie et quelques crises de parésie, qu'elle localise mal, mais qui toujours se montraient plus fortes du côté gauche.

Au mois de novembre 1887, début de la paralysie qui s'installe en deux jours. La parésie s'aggrave ; il y a une paralysie totale de la jambe gauche. Le bras gauche était indemne, tout mouvement était impossible dans la jambe gauche ; les mouvements communiqués provoquaient des douleurs lancinantes qui semblaient suivre le trajet du sciatique ; ces douleurs apparaissaient même spontanément avec le même caractère. La jambe droite était aussi fortement parésiée, mais pouvait remuer dans le lit, se déplacer.

De fortes douleurs des reins gênaient aussi les mouvements.

Cet état dure environ un mois et demi. Puis, disparition lente de la paralysie de la jambe gauche. Il reste un état de parésie notoire pendant trois mois, et même actuellement, la malade se sert difficilement de ses jambes ; elle ne peut faire que quelques pas et non sans appréhension.

Actuellement du côté de la motilité :

La force est conservée aux membres supérieurs, égale et normale dans l'extension et la flexion des membres inférieurs ; peut-être, léger affaiblissement du côté gauche (malade droitière).

La malade exécute tous les mouvements avec une égale facilité ; par moments elle a même une tendance invincible à s'agiter.

La station debout est pénible et ne peut être conservée les

yeux fermés. Elle ne peut faire sans appui que quelques pas; les jambes se raidissent, il y a une véritable sensation de fatigue, qui oblige la malade à s'arrêter.

La sensibilité paraît normale sur toute la surface du corps, peut-être un peu exagérée.

Pas de troubles sensoriels; pas de troubles de la vue. Peut-être, ouïe un peu diminuée à gauche.

Pas de troubles digestifs.

Rien aux poumons.

Rien au cœur.

OBSERVATION V

Due à l'obligeance de M. le professeur TEISSIER.

Neurasthénie. — Vertiges. — Démarche ébrieuse.
Grande asthénie.

Geneviève B..., soixante-cinq ans, journalière.

Mère morte à soixante-deux ans; elle était atteinte d'une hémiplégie depuis trois ans; le père mort à soixante-dix ans d'affection indéterminée. La malade a une sœur actuellement vivante et bien portante.

Réglée à quinze ans d'une façon assez irrégulière, la malade souffrait presque toujours au moment de ses règles. Elle a eu quatre enfants, le premier, mort trois jours après sa naissance; un fils mort pendant la guerre de 1870 et une fille morte à l'âge de quarante et un ans d'une affection pulmonaire. Séparée depuis dix ans de son mari, la malade raconte que ce dernier était d'une fidélité douteuse, mais elle ne s'est jamais aperçue qu'il fût atteint d'accidents ressemblant à ceux de la syphilis; pour elle, elle n'a jamais eu aucun accident syphilitique, mais il y a quinze ans elle avait eu des pertes blanches et éprouvait une douleur vive en urinant.

Pas d'alcoolisme.

Il y a plusieurs années, la malade aurait eu des douleurs

rhumatismales, mais jamais elle n'a eu aucune attaque de rhumatisme articulaire aigu.

Depuis qu'elle est séparée de son mari, celui-ci ayant quitté le domicile conjugal avec une de ses nièces en emportant les économies du ménage, la malade, qui était dans une position relativement aisée, tomba peu à peu dans la misère et il y a cinq ans elle commença à ressentir des troubles moteurs dans les membres inférieurs, consistant en une faiblesse croissante, en même temps qu'elle était obligée de se maintenir aux objets environnants, pour ne pas perdre l'équilibre ; elle n'avait pas de vertiges.

Il y a un an, elle habitait une petite boutique du cours Lafayette et là, elle eut à souffrir du froid, l'hiver dernier ; depuis cette époque, la faiblesse de ses jambes a été en augmentant et de plus, son bras droit serait beaucoup plus faible qu'autrefois.

Actuellement, la malade, qui est d'une forte constitution, peut se tenir sur ses jambes, mais dans la marche elle prétend qu'elle éprouve les sensations d'une personne placée sur le pont d'un bâtiment secoué par les vagues ; elle ne peut se tenir longtemps dans la position verticale, sans se cramponner à un meuble environnant ; elle est obligée de marcher les jambes écartées ; à l'examen des membres intérieurs, on constate que les masses musculaires sont un peu flasques ; la malade dit que ses jambes ont perdu de leur fermeté et ont diminué de volume.

Les réflexes rotuliens sont diminués ; le réflexe plantaire n'existe pour ainsi dire pas ; il n'y a pas de troubles de la sensibilité.

Du côté des membres supérieurs, la malade se plaint d'un peu de faiblesse du bras droit ; ce dernier ne présente pas d'atrophie ; on constate au niveau de l'index droit une déformation de la première phalange. On ne trouve pas de troubles de la sensibilité.

Au point de vue intellectuel, la mémoire aurait notablement baissé ; la malade souvent ne peut se rappeler où elle a placé un objet et est obligée de le chercher.

Elle n'a pas de troubles visuels; le champ visuel est normal.

Au cœur, premier bruit sourd, mal frappé; le second bruit, au contraire, est plus éclatant.

Pas de bruit de souffle.

Le pouls est régulier.

Rien aux poumons.

Les fonctions digestives sont normales, la malade a conservé l'appétit, mais elle est toujours très constipée.

Pas d'albumine dans les urines; mais la malade est parfois obligée de se lever très souvent dans la nuit, surtout lorsqu'elle a été contrariée.

Depuis huit mois, elle prend tous les jours de l'iodure de potassium; mais ce médicament ne semble pas avoir d'action.

OBSERVATION VI

Due à l'obligeance de M. le professeur TEISSIER.

Léger degré d'antéversion utérine. — Neurasthénie réflexe.

T.., Marie, vingt-trois ans.

Rien d'important à noter dans ses antécédents héréditaires.

Pas de maladie sérieuse dans l'enfance. Jamais d'éruption cutanée. Bonne santé habituelle.

Il y a huit ans, cette malade eut une fièvre typhoïde assez grave, puisque, entrée seulement au neuvième jour à l'hôpital de la Croix-Rousse (service du Dr Charpet), on ne la mit pas aux bains à cause de son état de grande faiblesse; elle resta près de deux mois et demi et il n'y eut pas de complication ultérieure; la malade parut se rétablir complètement.

Au mois de mai 1891, elle eut une scarlatine bien caractérisée, pour laquelle elle fut soignée à son domicile : au bout de neuf jours seulement, étant en pleine desquamation, la malade raconte qu'elle dut sortir et qu'elle ne suivit plus, depuis, aucun traitement régulier. Elle ne présenta jamais toutefois d'œdème péri-malléolaire.

Depuis cette fièvre scarlatine, la santé générale de la malade s'est troublée; surtout depuis sept à huit mois qu'elle soigne son mari atteint de tuberculose pulmonaire; elle a eu de grandes peines morales qui l'ont laissée dans un certain état de dépression physique.

Elle a vu son appétit se modifier et diminuer sensiblement, ses digestions devenir lentes et capricieuses. Elle éprouve de temps à autre de fortes crampes au creux épigastrique, accompagnées de violentes coliques s'étendant jusqu'à l'ombilic; ces phénomènes surviennent principalement la nuit, longtemps après le repas et se terminent souvent par le rejet de quelques mucosités glaireuses; jamais de vomissements abondants alimentaires ou bilieux. Souvent aussi, elle éprouve de violentes céphalées péri et sus-orbitaires, principalement nocturnes, s'exagérant le matin au réveil et s'accompagnant alors facilement de vertiges et d'éblouissements avec troubles de la vue. Elle a parfois la sensation d'un casque trop lourd, d'un étau qui lui comprime les tempes.

Elle a des crampes, des douleurs vagues dans le dos, les reins et la région sacrée; à ce niveau surtout, la région devient parfois le siège d'une hyperesthésie excessive, empêchant presque tout mouvement.

Ces crampes se montrent aussi aux mollets des deux côtés. La malade enfin ressent souvent une sensation de froid généralisée, surtout aux extrémités et cela, depuis le mois de mai 1891 seulement, après la scarlatine.

Actuellement, cette femme paraît jouir d'un bon état général. La langue est bonne, il y a pourtant une légère diminution de l'appétit. Le tube intestinal, l'estomac ne présentent rien de particulier à l'examen.

L'utérus offre un léger degré d'antéversion; le corps paraît plus volumineux qu'à l'ordinaire; le col cependant ne paraît pas hypertrophié et la muqueuse reste assez ferme et non décollée. La malade n'accuse aucun signe pouvant indiquer une grossesse au début.

Les règles ont disparu depuis le mois de mai 1892. Il n'y a pas de modification nette des seins.

La malade accuse des coliques sourdes dans le [bas-ventre, et surtout des douleurs dans la région lombaire et sacrée ; elle a un peu de coccydynie. De temps à autre quelques pertes blanches ; mictions rapprochées ; de temps en temps urines un peu troubles.

OBSERVATION VII

(In COURMONT : Le cervelet et ses fonctions, *Journal de Magendie* (1823) p. 183.)

N..., marchand de fer, soixante et un ans. Chute et coup à la partie postérieure de la tête. Pendant quelques jours, il eut le sentiment d'un poids ou d'une boule logée dans cette partie. Il oublie ensuite son accident. Il avait conservé sa gaieté ordinaire, le sommeil, l'appétit.

Ce ne fut que vers le milieu de 1819 qu'il survint un changement notable dans sa manière d'être. Il devint triste, colère, irritable ; peu de chose suffisait pour lui faire perdre patience et jamais ses emportements n'étaient proportionnés, d'après son aveu, aux motifs qui les avaient fait naître.

A la suite de ces emportements, il éprouvait un tremblement dans les jambes, qui l'obligeait à s'asseoir. A peu près à la même époque, il se manifesta dans la jambe gauche une telle faiblesse, qu'il ne pouvait se tenir debout ni marcher. Fièvre, délire, prostation et mort le 17 septembre de la même année.

Autopsie. — Cerveau sain. Cervelet : abcès et ramollissement du lobe droit ; injection de la substance corticale, et dépression 5 lignes sur 7, à la partie moyenne et inférieure de l'hémisphère droit. Cette dépression communique avec une excavation d'où il s'écoule une petite quantité de pus. Les parois du foyer sont ramollies et la désorganisation s'étend dans le sens du pédoncule moyen. Avant de sortir du cervelet pour joindre la protubérance, toute la matière blanche qui forme le pédoncule est désorganisée. Les radiations du pédoncule dans le cervelet, sont également altérées, mais à un degré moindre que le pédoncule lui-même. Le lobe gauche est sain.

OBSERVATION VIII

(Laugier, *Mém. de méd. milit.*, 1820, VIII, p. 170.)

Vingt-cinq ans; entra au service avec la plus grande répugnance et fit tous les efforts possibles pour s'y soustraire; mais toutes ses tentatives furent infructueuses.

Dès lors, il devint triste et silencieux. Il évitait ses camarades. S'il lui arrivait de parler, ce n'était que pour exprimer ses regrets d'avoir quité son pays, dont l'idée l'occupait sans cesse; tous les signes de la nostalgie se manifestèrent. R... voulut entrer à l'hospice de Vannes; on s'y opposa par intérêt pour lui, supposant avec raison qu'il aurait bien moins de distractions, s'il était renfermé avec des malades qu'il n'en trouvait étant libre au milieu d'une ville. Toutes les précaution furent inutiles et son chagrin s'augmentait incessamment. Renard entra enfin à l'hôpital de Belle-Isle-en-Mer. — Vomissements, grands maux de tête. Au commencement de juillet, il était tellement affaibli, qu'il n'essayait même plus de prendre de la nourriture, et qu'il répondait à peine par monosyllabes.

Ses yeux languissants, enfoncés dans l'orbite, exprimaient la tristesse la plus profonde. Mort le 21.

Autopsie. — Dans le crâne, les méninges et la surface du cerveau ne présentaient rien d'anormal. La consistance de ce viscère me parut un peu plus grande que dans l'état naturel. En examinant le cervelet, mon doigt pénétra à la partie inférieure et interne de l'hémisphère gauche, dans une espèce de poche. Celle-ci contenait trois corps mous ovoïdes, d'un volume égal à celui d'un petit œuf de pigeon, réunis par du pus épaissi. Ces globules paraissaient être des produits de l'inflammation chronique, mais après avoir comparé leur couleur et leur consistance à celle du cervelet et les avoir soumis à l'ébullition, ainsi que des lambeaux de cet organe, il fut aisé de voir qu'ils n'étaient que des portions de la substance cérébrale, détachées au moyen de la suppuration et dont la couleur était légèrement altérée par l'effet de la maladie.

OBSERVATION IX (résumée).

(In Courmont)

Carver et. Haldane, *Edinburgh Medical Journal*, 1861, VI. p. 788.

Tumeur prenant naissance dans les membranes du cerveau et produisant une pression avec atrophie sur le côté droit du pont et du cervelet. Symptômes assez obscurs. Affaiblissement de l'intelligence. Pas de paralysie locale jusqu'à un degré très avancé de la maladie. Mort par asthénie avec défaillance générale des fonctions du système nerveux.

A... V... tomba en travaillant dans une carrière, il y a neuf ans, d'une hauteur de trente pieds au moins. Pas de blessure apparente. Il resta sans connaissance pendant huit jours. Il ne revint jamais à une santé parfaite. En 1853 il eut de forts maux de tête. L'année dernière, les symptômes devinrent très mobiles; faim vorace, puis soif insatiable par moments; crises de vomissements.

Son abattement moral était parfois si fort, que ses amis ont souvent craint qu'il ne se suicidât; il est par moments irascible, et par moments sombre et triste.

Chutes fréquentes, parfois il titube comme un homme ivre. Il a constamment des sensations bizarres dans la tête; une douleur perçante les suit. Il a été très difficile de distinguer nettement entre les symptômes purement nerveux ou hypocondriaques et d'autres, qui, décrits minutieusement par lui, pourraient être expliqués par son premier accident. Pas de paralysie.

La compréhension était très diminuée; l'articulation distincte; la démarche un peu incertaine et exigeant de l'attention, mais en somme n'offrant pas l'apparence d'une maladie caractérisée. Entrée à l'hôpital. Il y avait d'un côté une légère diminution de la sensibilité générale et aussi une certaine imperfection des mouvements volontaires, difficile à décrire, mais ne constituant pas une paralysie.

Février 1856. — Articulation imparfaite, réponses lentes. Il est toujours couché sur le dos. Contenance apathique et sans expression. Expression des yeux languissante; troubles de la vue. Il paraît avoir une grande difficulté à compter les nombres un peu élevés. Il compte avec une grande lenteur.

Avril 1856. — Pendant qu'on l'examine, il a une tendance à trembler, et dit avoir eu ces tremblements pendant deux jours.

Le malade repose dans un état très apathique et semble ne rien désirer, ni éprouver aucune souffrance bien caractérisée; mais il est parfaitement conscient et intelligent, quand on lui parle; réponses toujours lentes et articulation imparfaite. A partir de ce moment, l'état du malade s'aggrave et les dernières observations témoignent d'une diminution considérable de l'influence de la volonté sur les mouvements en général. Pas de paralysie des nerfs crâniens. Les symptômes ont de la ressemblance avec ceux de la paralysie générale des aliénés; mais ils en diffèrent par l'histoire de la maladie et par l'absence complète des illusions extravagantes.

La justesse de ses impressions mentales et la solidité de son jugement étaient en effet très étonnantes, étant données la faiblesse physique et l'allure remarquablement lente avec laquelle toutes les impressions semblaient se transmettre au cerveau. Il peut être mentionné, par exemple, qu'une petite somme pouvant être prélevée sur son gain par une société amicale, il manifesta à plusieurs reprises la plus grande anxiété qu'elle ne fût pas retirée par les parents de sa femme, qui avaient la charge de certains de ses enfans. Pour le satisfaire sur ce point, il fut nécessaire d'appeler son fils aîné, et de tout ce qui se passa à cette occasion, il parut que la gestion de ses faibles ressources était menée avec autant de sens qu'en montrent les individus normaux.

12 mai 1856. — Abandonné à lui-même, il est apathique; mais lorsqu'on lui cause, on tire de lui des réponses claires. Il a pu diriger plusieurs affaires correctement. Rien qui ressemble au délire. Il saisit parfaitement des deux mains. Marche incertaine. Il a l'air abstrait et rêveur. Il oublie vite.

Paralysie faciale, déglutition difficile. Mort.

Autopsie. — Cerveau et méninges sains. La substance grise a une apparence un peu rose à la section. Hydropisie ventriculaire. Une tumeur du volume d'un œuf de poule prend naissance sur la pie-mère, au-dessous du pédoncule cérébral droit, et se prolonge en arrière sans se confondre avec la substance nerveuse. Elle a excavé par compression le côté droit du pont, le lobe droit du cervelet et un peu le bulbe.

Les nerfs comprimés sont le 5e et probablement aussi les 6e, 7e, 8e et 9e du côté droit.

OBSERVATION X (résumée).

(BRISSAUD : *Leçons sur les maladies nerveuses*, p. 564.)

Femme de quarante-cinq ans, mariée après la ménopause. Amaigrissement depuis quelques mois. C'était une femme un peu bizarre, au regard distrait. Il y a huit ans déjà qu'elle se plaignait de faiblesse générale, de maux de tête, de rachialgie, de vertiges, d'étourdissements, d'incapacité de travailler. On en fit d'abord une neurasthénique. Cependant la céphalée avait des paroxysmes et des rémissions. Depuis huit ans (1885), surdité progressive à gauche. Diminution de l'acuité visuelle surtout à droite. En 1887, spasme de la face du côté gauche. En 1891, survinrent des phénomènes plus vagues : douleurs dans les reins, faiblesse dans les jambes. La malade avait éprouvé un profond chagrin, auquel elle rapportait cette grande asthénie. On pouvait donc penser à une neurasthénie véritable, jusqu'au jour où elle accusa de la gêne dans la région de la nuque et où l'on s'aperçut que son cou était raide et douloureux. La même année, anosmie.

En 1893, au bout de sept ans, le syndrome cérébelleux le plus caractérisé se manifeste : céphalée atroce ; attitude et démarche cérébelleuses. Un ictus cérébelleux survient. Consécutivement tous les symptômes s'accentuent : céphalée, état vertigineux intense, attitude, démarche.

Interrogée sur la cause de sa titubation, la malade répond :
« Ce n'est pas parce que la tête me tourne; c'est parce que je me
sens faible. » Réflexes patellaires et plantaires conservés.

Autopsie. — Tumeur limitée à la région supérieure du corps
restiforme en avant et intéressant la région cérébelleuse antérieure au niveau de l'émergence de l'acoustique.

Cette observation, ainsi que les observations I et
II, sont très concluantes. Peu nous importe que
lorsque la lésion était avancée, les malades présen-
tassent un syndrome cérébelleux si caractéristique
qu'on ne pouvait le confondre avec un état neurasthénique. Un trouble fonctionnel du cervelet n'amène-
rait pas d'autres symptômes que ceux présentés par
ces malades au début.

Ce point est capital pour notre thèse.

OBSERVATION XI (personnelle).

*Grande neurasthénie rappelant le syndrome cérébelleux. —
Asthénie physique et intellectuelle. — Vertiges. — Céphalée. — Vomissements. — Démarche ébrieuse. — Exagération des réflexes patellaires.*

M. X..., étudiant en médecine, vingt ans. Hérédité arthri-
tique. Pas d'antécédents héréditaires ni collatéraux nerveux.
Scarlatine à sept ans; rougeole à onze ans.

Pendant une année X... prépare un concours : surmenage
cérébral. Excès sexuels.

D'abord apparaissent à des intervalles éloignés des scotomes
scintillants, suivis de céphalée occipitale intense. Quelques vertiges légers. Au moment des vacances, X... quitte Lyon où il
laisse une personne à laquelle il était profondément attaché.
Arrivé chez lui, crise violente de tristesse : idées noires,
pleurs, etc. Le malade revient à Lyon; il remarque qu'il ne peut

plus travailler comme auparavant ; il est incapable d'attention.
Une dépression morale marquée se déclare : le malade recherche
la solitude pour songer et pleurer. L'insomnie apparaît, la
digestion se trouble ; au moindre écart de régime, vomissements
violents. Douleur épigastrique avec douleur en ceinture, plaque
occipitale et plaque sacrée, très nettes. Céphalée en casque,
prédominant à l'occiput et à la nuque, très violente au lever,
diminuant progressivement jusqu'au soir.

Le malade est profondément asthénique ; ses jambes sont
très faibles ; elles fléchissent sous le poids de son corps. Aux
membres supérieurs, force au dynamomètre diminuée.

Incapacité d'attention ; inaptitude au travail ; le malade ouvre
un livre et au bout de cinq minutes, l'effort qu'il a fait l'a fati-
gué. La mémoire a diminué. Affaiblissement de la volonté : le
malade est incapable de prendre une décision.

X... a surtout des vertiges violents ; ils débutent par le cortège des phénomènes suivants : scotome scintillant, diplopie pas-
sagère, bourdonnements d'oreilles. Le malade se sent entraîné
indifféremment à droite ou à gauche ; le sol lui donne l'illusion
d'un bateau, d'une montée, d'une descente. Ces vertiges surviennent par paroxysmes, surtout le matin ; mais il y a un sentiment
d'incertitude permanent. Jamais de chute ; mais démarche nettement ébrieuse. La démarche titubante n'est pas complètement
liée au vertige ; le malade présente une démarche hésitante en
dehors de ses vertiges. Les vertiges étaient suivis d'une céphalée
cérébelleuse atroce ; deux fois un vomissement est survenu. Le
siège de la céphalée, les vertiges et la démarche titubante faisaient croire au malade qu'il avait une tumeur du cervelet.

Crampes, douleurs erratiques aux membres, à la poitrine.

L'examen de la sensibilité objective révèle une sensibilité
normale, partout, de tous les modes.

Réflexes patellaires un peu forts ; cornéen, pharyngien, normaux.

Phénomènes oculaires : scotomes scintillants ; diplopie passa-
gère. Asthénopie accommodative. Réflexes normaux à la lumière
et à l'accommodation.

E. DELNAS. 5

Phénomènes auditifs : hyperacousie douloureuse. Bourdonnements.

Pas de modification de l'odorat ni du goût.

Phénomènes digestifs : Lenteur de la digestion. Somnolence après les repas. Palpitation après les repas. Vomissements fréquents après le moindre écart de régime. Léger degré de dilatation de l'estomac.

Rien au cœur. Rien aux poumons.

Le malade a une inquiétude constante : son état l'obsède. Il est silencieux, triste, extrêmement irritable.

Cet état a duré un an, jusqu'à la fin février 1899. Le malade reprend peu à peu de l'empire sur son moral, au fur et à mesure que ses préoccupations de travail et que ses chagrins diminuent. Une amélioration assez rapide se produit. Les vertiges s'espacent, tous les autres phénomènes s'amendent. Il reste encore une tendance au vertige avec quelques phénomènes oculaires passagers.

III

Discussion
La neurasthénie, syndrome cérébelleux

Dans le long parallèle qui précède nos observations, nous nous sommes contenté de rapprocher des symptômes. Nous n'avons pas interprété la valeur et la signification de tous ces signes ; ces simples rapports d'analogie ne nous suffisent pas. Ils peuvent soulever un grand nombre d'objections auxquelles il nous faut répondre d'avance. Il ne suffit pas, en effet, pour identifier deux syndromes, qu'ils aient un certain nombre d'éléments communs : asthénie psychique, musculaire, céphalée, vertiges, exagération des réflexes patellaires, démarche ébrieuse, etc.

L'asthénie des cérébelleux, nous dira-t-on, ne ressemble pas du tout à l'asthénie des neurasthéniques. Chez ces derniers elle n'est qu'un affaiblissement de la force musculaire ; chez les premiers, ce phénomène peut aller jusqu'à la parésie, même jusqu'à une vraie paralysie. Nous croyons cependant que cet amoindrissement de la force motrice est bien semblable à lui-même dans l'un et l'autre syndrome. Et les cas ne sont pas rares où ce phénomène, chez les neurasthéniques, revêt l'aspect d'une parésie très prononcée, comme chez les cérébelleux. Mathieu nous dit que « souvent, la sensation de faiblesse, de lassitude prédomine dans les membres inférieurs, et la crainte vient au malade et au médecin lui-même qu'il ne s'agisse d'une parésie susceptible de devenir plus tard une paralysie véritable... » Nous lisons dans Gilles de la Tourette : « Souvent on note dans les membres inférieurs des sensations toutes particulières de faiblesse et d'engourdissement qui, ainsi que Pitres en a rapporté des exemples, peuvent aller jusqu'à simuler la paraplégie, et pourtant les sphincters fonctionnent d'une façon satisfaisante, les réflexes rotuliens sont normaux, bien que toutefois leur exagération soit fréquente dans les états neurasthéniques. » La question de savoir si la neurasthénie peut donner lieu à des troubles paralytiques n'est pas élucidée. « Cependant Beard croit à l'existence de véritables paralysies motrices de nature neurasthénique, et M. Bouveret, qui a vu des crises de paralysie ou de parésie survenir chez des malades qui n'avaient aucun stigmate d'hystérie, mais seulement des stigmates de neurasthénie, déclare se ranger à l'opinion de l'auteur américain. » (Mathieu) Ce degré de parésie, si fréquent chez les cérébelleux (obs. I), on l'observe donc chez les neurasthéniques. Nous renvoyons le lecteur à l'observation IV qui offre un bel exemple de parésie des membres inférieurs.

M. le professeur Teissier nous a rapporté le cas

d'une malade de sa clientèle, qui présentait une paralysie neurasthénique très accentuée, localisée aux membres inférieurs. Cette malade ne présentait aucun stigmate d'hystérie. Elle pouvait à peine marcher et, en tout cas, progressait à tout petits pas, comme pour répéter ses points d'appui ; ses jambes pouvaient à peine la soutenir. Cette quasi paraplégie s'améliora d'une façon progressive. Actuellement, cette malade, mariée, mère de famille, jouit d'une excellente santé.

Ducroux (Th. Paris, 1895) rapporte l'exemple d'une paralysie neurasthénique des membres inférieurs, qui était telle qu'on pensa à l'existence d'une lésion de la moelle épinière. Quand le malade voulait essayer ses forces, ses jambes fléchissaient subitement et il s'affaissait tout à coup. Ces phénomènes disparurent sous l'influence d'un traitement ferrugineux et d'un séjour aux bords de la mer. Tous ces exemples nous montrent bien l'analogie des troubles moteurs dans la neurasthénie et dans le syndrome cérébelleux.

Il est une autre localisation des troubles moteurs qui démontre bien l'analogie du syndrome cérébelleux avec la névrose. Nous avons vu dans le chapitre « Expérimentation » que l'influx nerveux que déverse le cervelet descend de chaque côté dans chaque moitié du corps, sans subir d'entrecroisement. Or, il existe des cas, peu fréquents, il est vrai, de syndromes cérébelleux dimidiés. Dans ces cas, les troubles moteurs (asthénie, parésie, crampes, tremblement, etc.) siègent du même côté que la lésion (obs. de Thierry,

in thèse Thomas, p. 204). Ce cortège symptomatique
nous représente le tableau de l'hémineurasthénie,
forme clinique de la névrose, isolée par Beard et
par Charcot. Dans ces cas, la céphalée occupe la
moitié de la tête et les phénomènes moteurs (asthénie, etc.), la moitié homonyme du corps.

Il est un trouble de la motilité qui peut soulever
quelques objections : nous voulons parler des ano-
malies de la coordination qui existent chez les cérébelleux. La démarche ébrieuse que présentent ces
derniers est bien connue. Nous ne la décrirons pas
ici : nous n'insisterons pas davantage sur la titubation
que présentent certains neurasthéniques : nous en
avons cité quelques exemples dans le cours de ce
travail. Voilà donc un phénomène commun aux deux
syndromes. Mais sont-ils susceptibles de la même
interprétation ? La question est de savoir à quelle
cause il faut rattacher ces troubles de la démarche
dans l'un et l'autre cas. Il est clair que tout individu
sous le coup d'un vertige titubera s'il essaie de
marcher. Si donc le vertige existe chez un neurasthénique, il présentera une démarche ébrieuse au
même titre que le cérébelleux qui éprouve la même
sensation vertigineuse. Jusqu'ici la titubation est
soumise, dans les deux cas, à la même cause : le vertige.

Mais, dira-t-on, il existe, chez les cérébelleux,
des troubles de la coordination, et notamment de la
démarche ébrieuse, en dehors de tout état de vertige ;
la démarche cérébelleuse n'est pas forcément liée à
ce trouble subjectif du sens de l'espace. Nous répon-

drons que certains neurasthéniques présentent aussi une démarche en zig-zag sans avoir éprouvé de sensation vertigineuse. Chez eux, leur marche festonnante ne représente pas dans tous les cas une adaptation de leur motilité à l'illusion vertigineuse qu'ils subissent. Leur démarche ébrieuse en est souvent parfaitement indépendante, comme chez les cérébelleux. Comme chez ces derniers, elle devient parfois un vrai trouble de la coordination. Nous en avons deux exemples dans nos observations : Geneviève B... est obligée de se maintenir aux objets environnants pour ne pas perdre l'équilibre; elle n'avait pas de vertiges (obs. V); X..., présente le même phénomène (obs. XI). Nous savons d'autre part qu'il existe un pseudo-tabès neurasthénique avec troubles de la coordination; chez certains neurasthéniques, « les yeux étant fermés, la station verticale est mal assurée, phénomène qui rappelle le signe de Romberg » (Bouveret).

Ces considérations nous amènent à l'interprétation d'un élément des plus importants de la neurasthénie et du syndrome cérébelleux : le vertige. Sa nature est-elle la même dans les deux cas ? Nous avons déjà fait à ce sujet un parallèle clinique. Et nous avons vu que le seul examen séméiologique nous a fait découvrir une grande ressemblance entre le vertige neurasthénique et le vertige cérébelleux. Mais il faut avouer qu'au point de vue symptomatique général, tous les vertiges se ressemblent beaucoup.

Nous croyons que la sensation du vertigineux est à peu près toujours la même, que celui-ci soit un cérébelleux, un neurasthénique, un dyspeptique, un chlorotique, un malade porteur d'une lésion auriculaire, etc. Nous croyons que ce n'est donc pas dans la symptomatologie seule des vertiges qu'il faut chercher des éléments de diagnostic différentiel, mais bien dans leur étiologie et leur pathogénie. Nous avons vu dans un précédent chapitre que Charcot et tous les neuropathologistes, à sa suite, ont trouvé une grande analogie entre le vertige neurasthénique et le vertige de Ménière.

Nous avons dit à ce sujet que nous tendions plutôt à assimuler le vertige névropathique au vertige cérébelleux. Avoir sur le même sujet une opinion contraire à celle d'un maître si éminent serait de notre part une présomption ridicule; mais si l'on pénètre jusqu'au cœur de la question, l'on verra que nous ne nous écartons pas des vues de l'illustre professeur de la Salpêtrière.

Celui-ci rapproche la séméiologie du vertige neurasthénique de celle du vertige auriculaire. Mais ce dernier n'est-il pas lui-même assimilable au vertige cérébelleux, par sa nature, par sa pathogénie ? La seule connaissance de l'anatomie et de la physiologie de notre appareil de l'équilibration va nous permettre de répondre à cette question. On sait que, de l'oreille interne, partent deux sortes de nerfs : l'un, provenant du limaçon (nerf cochléaire) est purement auditif; l'autre (nerf vestibulaire) nous renseigne sur l'orientation de notre tête et de notre corps dans l'espace. Ces deux nerfs suivent des voies bien différentes : le second, celui qui nous occupe, va se terminer directement et partiellement dans le cervelet (vermis).

Or, dit Déjerine, « il est possible que dans toute lésion inflammatoire de l'oreille interne, les fibres nerveuses participent au processus phlegmasique ou subissent une irritation ; or, si l'on s'en rapporte à la loi de l'énergie spécifique des nerfs, l'irritation des fibres nerveuses qui transmettent les excitations recueillies au niveau des ampoules — et cela, quelle que soit la nature de l'agent irritant, — donne lieu aux mêmes sensations que les irritants physiologiques de leurs terminaisons : On peut même généraliser davantage et dire que l'irritation centrale des systèmes de fibres qui conduisent les excitations labyrinthiques se manifestera forcément par le vertige ; partant, la pathogénie de ce symptôme au cours des affections du système nerveux central (cervelet, isthme de l'encéphale) devient très simple. » (Déjerine, in *Traité de path. gén.* de Bouchard, p. 151.)

Ce qui ressort de ces considérations, c'est que la même pathogénie convient au vertige de Ménière et au vertige cérébelleux ; ils relèvent tous deux d'une lésion des voies acoustiques vestibulaires. Il y aurait donc avant tout un vertige que l'on pourrait appeler vestibulaire : celui-ci renfermerait les deux variétés : auriculaire et cérébelleuse. Dans la première, la lésion siégerait dans l'oreille, aux terminaisons nerveuses des nerfs dans les ampoules ; dans la seconde, la lésion se trouverait sur le même nerf, mais plus haut, dans son trajet cérébelleux. Nous ne serons donc plus étonnés si Charcot a dit qu'à part une différence

fort peu importante, du reste, les deux symptomatologies du vertige auriculaire et du vertige cérébelleux
se confondent. On a dit que le vertige neurasthénique
ressemblait au vertige de Ménière. Nous disons que
le vertige neurasthénique ressemble au vertige cérébelleux. Ce vertige névrosique peut du reste n'être
pas dans tous les cas un vertige auriculaire, mais
souvent aussi un vertige oculaire. Ce dernier n'est
pas incompatible avec un trouble cérébelleux ; car
« Brissaud admet que le cervelet reçoit des impressions optiques : les fibres optiques, après avoir suivi
les radiations de Gratiolet, s'enfoncent, au voisinage
du tubercule quadrijumeau antérieur, dans le pédoncule cérébelleux supérieur pour aller s'épanouir dans
l'écorce du cervelet. Il les appelle les fibres optiques
cérébelleuses et il pense que l'interruption de ces
fibres est la cause de l'incoordination cérébelleuse »
(Thomas).

Il est, au sujet de notre interprétation du vertige
neurasthnéique, une autre objection fondamentale à
laquelle nous devons répondre. Les neurasthéniques
sont souvent des dyspeptiques, des dilatés. Et leur
vertige ne serait-il pas avant tout un vertige *a sto-
maco læso* ? Il est impossible de nier que chez certains neurasthéniques l'état vertigineux est lié à leur
dyspepsie, à leur dilatation d'estomac. Mais tous les
neurasthéniques vertigineux ne sont pas toujours
des dyspeptiques ou des dilatés. De plus, nous ne
sachons pas que le vertige consécutif aux troubles
gastro-intestinaux s'accompagne forcément de la
céphalée concomitante que l'on trouve dans le ver-

tige cérébelleux. La même céphalée, au contraire, sur laquelle Weil a insisté dans sa thèse d'agrégation (voir plus haut), existe chez les neurasthéniques ; cette céphalée a le plus souvent un siège cérébelleux.

L'étude du vertige vient incidemment d'appeler notre attention sur un des éléments les plus importants du syndrome neurasthénique : les troubles viscéraux et notamment gastro-intestinaux. Ces phénomènes tiennent une telle place dans le tableau symptomatique que c'est sur leur existence que l'on a étayé une pathogénie de la névrose. L'élément primordial, la cause de tout le mal, pour M. Bouchard, c'est la dilatation de l'estomac, la stagnation des liquides, l'insuffisance de l'acide chlorhydrique dans le suc gastrique. Outre que l'on a beaucoup critiqué la méthode d'exploration clinique employée pour s'assurer si l'estomac est dilaté, s'il est le siège d'une stase quelconque, une telle théorie pathogénique de la névrose soulève de nombreuses difficultés. Charcot fait l'objection suivante : Comment se fait-il que les individus qui ont de grandes dilatations gastriques avec stagnation considérable, les cancéreux, par exemple, n'aient jamais la série d'accidents nerveux attribués aux dilatés protopathiques ? Charcot fait remarquer encore, et insiste beaucoup sur cet argument, que certains neurasthéniques n'ont ni dyspepsie, ni dilatation gastrique. Comment admettre dès lors que ce soit l'estomac qui tienne le système nerveux sous sa dépendance ?

Les causes ordinaires de la neurasthénie sont : de

vives émotions morales, un surmenage physique, intellectuel, sexuel, une maladie infectieuse antérieure. On ne comprend pas pourquoi ces causes « aboutiraient primitivement et directement à dilater l'estomac, pour lui permettre à son tour d'intoxiquer le système nerveux. Ce chemin nous paraît bien détourné pour être suivi par la nature » (Levillain). Le résultat auquel aboutissent toutes les observations de cérébelleux est constant : on est frappé de l'asthénie neuro-musculaire et psychique de ces malades, l'expérimentation et la clinique en font foi. La tonicité musculaire du tube gastro-intestinal est soumise aux mêmes lois que le tonus des muscles de la vie de relation. Dans cette déchéance momentanée de toutes les fonctions, à l'asthénie physique et morale, ces deux éléments primordiaux du syndrome cérébelleux, vient s'ajouter l'asthénie ou plutôt l'atonie gastro-intestinale. Et du reste, si l'on admettait l'existence d'une auto-intoxication primitive, pourquoi ne pas admettre qu'elle ferait sentir ses effets aussi bien sur le cervelet que sur les autres parties du système nerveux ? Un trouble apporté aux fonctions de la moelle ne nous expliquerait pas les troubles psychiques de la neurasthénie ; une intoxication, agissant d'une façon élective sur le cerveau, nous donnerait d'autre part des phénomènes psychiques bien plus intenses que ceux que l'on rencontre dans la névrose. Cependant quelques auteurs, Blocq en particulier, considèrent la neurasthénie comme une psycho-névrose à siège cérébral, consistant en un désiquilibrement des diverses fonctions psychiques, en un rétrécissement du champ de la volonté, une diminution de la force des idées, grâce à laquelle des images sensitives erronées peuvent s'extérioriser et persister avec fixité dans la mémoire; de là, les douleurs localisées. Une telle interprétation ne tient compte que des troubles psychiques et sensitifs de la neurasthénie.

La connaissance physio-pathologique du cervelet peut nous expliquer ces phénomènes (voir obs. et chap. II).

« Les phénomènes intellectuels, dit Thomas, ne sont pas absolument indépendants du syndrome cérébelleux, puisque l'intégrité du cervelet permet à l'activité cérébrale de s'appliquer presque exclusivement à ceux-ci. Si l'homme était obligé de vouloir incessamment son équilibre, son attention serait ainsi détournée des phénomènes purement psychiques et l'affaiblissement intellectuel en serait une conséquence. » Quant aux troubles sensitifs subjectifs que présente la névrose, nous avons vu dans les chapitres précédents combien le syndrome cérébelleux concourait à les expliquer. Ceci n'est point fait pour étonner, car le cervelet, comme on sait, est le centre où aboutissent des voies de la sensibilité avec lesquelles il entre en rapport par plus d'un faisceau. Il enregistre des excitations périphériques et réagit aux unes et aux autres.

Il nous reste, pour finir d'appuyer la thèse que nous soutenons, à donner une conception synthétique du cervelet. Nous verrons combien une telle conception cadre avec la pathogénie de la névrose.

Le temps n'est plus où l'on faisait siéger dans le cervelet un sens spécial. C'est un centre si l'on veut, mais un centre essentiellement complexe.

Nous venons de voir son rôle comme organe affecté à la sensibilité. Il a aussi des fonctions motrices et, à ce sujet, nous ne saurions mieux faire que de citer une page de Soury, dans laquelle est rapportée la conception admise généralement sur les fonctions du cervelet : « Le cervelet est aussi bien un organe de coordination des mouvements nécessaires au maintien de l'équilibre, qu'une source d'énergie nerveuse, un centre de tonicité nerveuse et musculaire, pour les foyers ou centres moteurs du bulbe et de la moelle épinière. Un des causes de cette fonction tonique du cervelet pourrait fort bien être le nombre considérable de neurones qui collaborent à la conduction de chaque excitation que cet organe reçoit. Ainsi, l'impulsion descendue du cerveau par le canal d'une seule fibre pyramidale se propage au cervelet par un groupe de fibres des pédoncules cérébelleux moyens qui, à leur tour, transmettent le courant par l'intermédiaire d'un grand nombre de grains, à toute la série longitudinale des cellules de Purkinje... Le cerveau collabore avec le cervelet. L'un apporte la stimulation; l'autre, comme un accumulateur d'énergie nerveuse ou motrice, dégage la force, réalise le tonus nerveux et musculaire, la coordination des mouvements. » Cette interprétation est d'accord avec la pathologie cérébelleuse. Déjerine dit que l'on trouve de l'hypotonie chez les cérébelleux. Il l'a observée plusieurs fois, notamment aux membres inférieurs. Nous lisons aussi dans le livre de M. Joanny Roux que l'hypotonie se rencontre avec l'exagération des réflexes, dans les lésions cérébelleuses.

Une telle théorie répond parfaitement à la conception pathogénique de la neurasthénie, telle qu'elle a été émise par M. M. de Fleury. D'après cet auteur, la neurasthénie est une maladie générale du tonus. L'étude des symptômes fournit à M. de Fleury d'intéressantes considérations, au point de vue de la pathogénie de la névrose : l'épuisement nerveux, la fatigue, résident primitivement dans une simple détente du réflexe tonus, la dyspepsie de l'épuisement nerveux se caractérise par l'atonie des parois musculaires ; le surmenage primitif du système nerveux est suivi d'une diminution du tonus dans les muscles. Les symptômes relevés du côté des appareils moteurs à fibres striées révèlent également un appauvrissement du tonus musculaire, dû à une insuffisance du tonus nerveux : tels sont l'amyosthénie généralisée, l'instabilité des jambes, la maladresse des doigts, le sentiment de pesanteur si fréquents chez les épuisés du système nerveux, la parésie de l'appareil d'accommodation de l'œil. Tous les symptômes de la neurasthénie, à part les symptômes douloureux, peuvent donc rentrer dans le cadre unique de l'hypotonus (*Revue de médecine*, 1ᵉʳ février 1896).

Toutes les données qui précèdent nous permettent donc d'arriver à la conception de la neurasthénie syndrome cérébelleux. Mais encore ici faut-il nous limiter et dire ce que nous entendons par neurasthé-

nie. Nous savons que l'on fait rentrer dans ce diagnostic une foule d'états nerveux qu'on ne peut préciser et qui jettent le médecin dans l'embarras. De
plus, on confond souvent l'état neurasthénique avec
une foule d'états mélancoliques ou hypocondriaques.
« Cela tient à ce que, la neurasthénie ayant une
symptomatologie très étendue, on emprunte son nom
à tout propos. » Mais nous entendons par neurasthénie le syndrome bien isolé par Beard et par Charcot et dont nous avons donné un aperçu symptomatique dans un chapitre précédent.

Et encore ne devrait-on jamais dire neurasthénie.
Il n'y a pas *une* neurasthénie. En 1884, bien avant
Gilles de la Tourette, M. le professeur Teissier avait
attiré l'attention sur ce point. Il n'y a que *des*
états neurasthéniques, des neurasthénies. Ces idées
ressortent dans les thèses déjà inspirées par notre
maître : *Des neurasthénies symptomatiques. De la
neurasthénie d'origine cardiaque*, (thèse de Pardon
Lyon 1896) ; — *Des névroses post infectieuses*, (thèse de
Lejonne, Lyon 1890). De telles vues sont compatibles
avec notre nouvelle conception de la névrose. La
neurasthénie peut en effet répondre :

a) Tantôt à des altérations organiques (syndrome
cérébelleux primitif) ;

b) A de simples troubles fonctionnels, d'ordre
infectieux (neurasthénie post-infectieuse) ;

D'ordre toxique (neurasthénie gastrique, alcooli-
que) ;

D'ordre réflexe (par excitation génitale, utérine).

Cette conception de localisations cérébelleuses

est aussi logique que celle de l'hémianesthésie syndrome capsulaire, connue comme classique et qui est :

Tantôt organique ; tantôt hystérique ; tantôt toxique ; tantôt réflexe.

Il est même plus facile de se figurer un trouble circulatoire ou une action toxique localisée à un département bien isolé des centres nerveux, comme le cervelet, que le même processus portant sur une région moins bien limitée, comme l'est la partie postérieure de la capsule interne.

Notre conception pathogénique de la neurasthénie ne pourrait-elle pas nous amener à un **traitement ?** Ce n'est pas le lieu de décrire ici tous les moyens qui ont été employés. Nous relevons cependant dans nos observations la méthode du plan incliné et l'électrisation sur la région cérébelleuse instituées par M. le professeur Teissier. Dans une thèse contemporaine à la nôtre, inspirée par M. le professeur agrégé Bordier, nous trouvons une observation relative à une jeune fille neurasthénique souffrant d'une plaque douloureuse à la nuque et présentant d'autres stigmates de l'épuisement nerveux. La plaque douloureuse disparut et tous les autres symptômes nerveux s'amendèrent, grâce à l'application d'un souffle électrique à la nuque. Ne pourrait-on pas songer comme le pense M. le professeur Teissier à modifier par des applications électriques la circulation cérébelleuse ?

Une telle méthode serait peut-être féconde en résultats.

———

E. DELMAS.   6

CONCLUSIONS

I. — On peut considérer la neurasthénie comme
un syndrome cérébelleux.

1° L'expérimentation nous montre que :

    a) Le cervelet est un organe de renforcement
        pour le cerveau;

    b) Le cervelet, par l'influx qu'il déverse, est un
        organe sthénique, tonique et statique.
        Or, la neurasthénie est essentiellement
        une maladie du tonus.

2° La clinique nous enseigne que les malades porteurs d'une lésion cérébelleuse présentent le tableau
symptomatique de l'épuisement nerveux :

    Douleur rétro-occipitale (casque) ;
    Asthénie musculaire ;
    Exagération des réflexes patellaires;
    Vertiges de translation;
    Asthénie psychique et dépression morale ;
    Souvent troubles oculaires ;
    Phénomènes de dénutrition.

3° A la table d'autopsie, on a souvent trouvé une lésion cérébelleuse chez des malades présentant absolument le syndrome neurasthénique.

II. — L'expérimentation, la clinique et l'anatomie pathologique nous autorisent donc à concevoir une théorie de la neurasthénie syndrome cérébelleux. Il n'y aurait de différence entre les deux manifestations morbides que ce fait : existence d'une altération organique dans les lésions cérébelleuses ; trouble purement fonctionnel dans le second cas (neurasthénie). Cette conception est aussi logique que celle de l'hémianesthésie syndrome capsulaire ; elle lui est entièrement superposable.

BIBLIOGRAPHIE

Bonnier. — Le vertige.

Bouveret. — La neurasthénie.

Bric aud. — Leçons sur les maladies nerveuses.

Charcot. — Leçons du mardi (1887-1888).

F. Courmont. — Le cervelet et ses fonctions (Paris, 1891.)

Déjerine. — Séméiologie du système nerveux (In Traité de path. gén. de Bouchard).

Ferrier. — Les fonctions du cerveau.

Gilles de la Tourette. — Les états neurasthéniques.

Glénard. — (*Lyon médical*, 1885). A propos d'un cas de neurasthénie gastrique.

— (*Lyon médical*, 1887). Traitement général de l'entéroptose.

— Revue générale sur la neurasthénie et l'entéroptose (*Revue de médecine*, janvier 1871).

Grasset. — Maladies nerveuses.

— *Revue philosophique* (Le vertige).

Lafosse. — La céphalée neurasthénique (Th. Paris, 1887).

Lejonne. — Névroses et maladies infectieuses (Th. Lyon, 1890).

Levillain. — La neurasthénie.

Londe. — Des maladies familiales du système nerveux. De l'hérédo-ataxie cérébelleuse (Th. Paris, 1893).

Marie. — Leçons sur les maladies de la moelle.

Mathieu. — La neurasthénie.

Pardon. — Neurasthénies d'origne réflexe (th. Lyon, 1894).

Pitres. — Des troubles de la motilité dans la neurasthénie. Du tremblement en particulier (*Semaine médicale* 1892).

Poutet. — La franklinisation hertzienne (th. Lyon, 1902).

A. Robin. — Des affections cérébrales consécutives aux lésions traumatiques du rocher et de l'appareil auditif (th. agrég., Paris, 1883).

Roux (Joanny). — Diagnostic et traitement des maladies nerveuses.

Souleyre. — Neurasthénie et génitopathies féminines (th. Paris, 1898).

Soury. — Système nerveux central.

Thomas. — Le cervelet (th. Paris, 1897).

Weil. — Des vertiges (th. agrég., Paris, 1886).

Note. — Cet index bibliographique ne renferme que les sources où nous avons puisé.

Lyon. — Imp. A. Storck et Cⁱᵉ, 8, rue de la Méditerranée.

www.ingramcontent.com/pod-product-compliance
Ingram Content Group UK Ltd.
Pitfield, Milton Keynes, MK11 3LW, UK
UKHW020328130726
13696UKWH00003B/1228